SOUMIA BENBERNOU
NABIL GHOMARI
Fouzia kambouche

MIASTENIA, DIFICULDADES DE DIAGNÓSTICO E GESTÃO DE CUIDADOS INTENSIVOS

SOUMIA BENBERNOU
NABIL GHOMARI
Fouzia kambouche

MIASTENIA, DIFICULDADES DE DIAGNÓSTICO E GESTÃO DE CUIDADOS INTENSIVOS

ScienciaScripts

Cover image: www.ingimage.com

This book is a translation from the original published under ISBN 978-620-6-70251-1.

Publisher:
Sciencia Scripts
is a trademark of
Dodo Books Indian Ocean Ltd. and OmniScriptum S.R.L publishing group

120 High Road, East Finchley, London, N2 9ED, United Kingdom
Str. Armeneasca 28/1, office 1, Chisinau MD-2012, Republic of Moldova, Europe
Printed at: see last page
ISBN: 978-620-7-62682-3

ÍNDICE

PARTE TEORICA

I.INTRODUÇÃO :

A miastenia é uma doença crónica e incapacitante em que a lesão se localiza entre o nervo e o músculo, na junção neuromuscular [18], afectando o sistema nervoso somático e, portanto, apenas os músculos estriados [19].
A lesão não é no músculo, pelo que não se trata propriamente de uma miopatia.
O nervo deixa de transmitir corretamente ao músculo a excitação nervosa que desencadeia a contração muscular. O resultado é uma fraqueza muscular de intensidade e duração variáveis. Esta fraqueza aumenta com o esforço ou a repetição do movimento e pode levar à paralisia parcial do(s) músculo(s) afetado(s) [18].

A miastenia é também uma doença autoimune, tal como o lúpus, a artrite reumatoide ou certas formas de diabetes insulino-dependentes. Estas doenças caracterizam-se pela destruição de certos componentes do organismo pelo sistema imunitário, que os reconhece erradamente como elementos estranhos.
As pessoas com miastenia produzem anticorpos anti-RACh contra os seus próprios receptores de acetilcolina (RACh). Estes anticorpos, ao ligarem-se aos receptores de acetilcolina pós-sinápticos localizados na placa motora, causam a sua destruição ou bloqueiam a sua função[18]. Sem acetilcolina, a transmissão dos impulsos nervosos ao músculo é deficiente: o músculo contrai-se menos e cansa-se.
85% das pessoas com miastenia têm anticorpos anti-recetor de acetilcolina no soro [18], enquanto que estes nunca foram encontrados noutras doenças neuromusculares [20].

Considerada uma doença órfã, a miastenia não tem cura, mas apenas um tratamento preventivo.

II. REVISÃO DA LITERATURA :

II.1.HISTÓRIA :

É provável que Thomas Willis, ao descrever a paralisia flutuante como "paralysiaspuria non habitualis" em 1672, tenha feito a primeira descrição conhecida da MG.
Como recorda Oostherhuis[21], foi Hérard, médico do hospital Lariboisière, que fez a primeira observação significativa em 1868; relatou a história de uma mulher que sofria de perturbações intermitentes da fonação, da deglutição, da oculomotricidade e do controlo motor dos membros, agravadas pela menstruação e pelas emoções; a paciente morreu de insuficiência respiratória aguda.
Esta observação é, portanto, anterior às de Erb e Goldflam.
Erb em 1879 e Goldflam em 1893 observaram sintomas flutuantes, envolvimento seletivo dos músculos oculares e agravamento durante o dia.
Em 1895, Jolly teve o duplo mérito de propor o nome "miastenia gravispseudo paralytica" e de demonstrar a exaustão da contração muscular sob o efeito de estimulação eléctrica.
Em 1901, Laquer e Weigert relataram a associação de timoma e MG. Em 1905, Buzzard, na autópsia de um miasténico, constatou a existência de linfofragia nos músculos e hiperplasia linfoide do timo.

Em 1934, Mary Walker, impressionada com a semelhança dos sinais de intoxicação por curare e MG, recomendou o uso de fisostigmina e depois de prostigmina. No mesmo ano, Dale e Feldberg descobriram que a ACh era libertada na junção neuromuscular.
Em 1939, Blalock et al relataram o efeito favorável da timectomia por tumortimia numa jovem miasténica.
Até meados do século XX, a investigação sobre a MG limitava-se a pequenas séries de casos.
A partir de 1954, a aplicação à MG com paralisia dos músculos respiratórios da respiração artificial por via endotraqueal, desenvolvida para o tratamento das formas respiratórias da poliomielite, levou à publicação de grandes séries de diáteses.
Um relatório apresentado ao Congresso Francês de Medicina em 1959 por Mollaret et al. descreveu os primeiros sucessos obtidos [22]. A origem imunológica da MG foi presumida com base numa série de descobertas: frequência de doenças auto-imunes associadas; MG neonatal, etc.
transitória nos recém-nascidos de mães miasténicas; frequência de patologia tímica; ação favorável da *hormona adrenocorticotrófica* (ACTH), dos descorticóides, de diversos imunossupressores, pesquisa de anticorpos anti-órgãos, nomeadamente anticorpos anti-músculo estriado.
A natureza autoimune da doença proposta por Simpson em 1960[23] foi desde então confirmada pela produção de MG aguda experimental em animais e pela presença de anticorpos anti-RACh no soro de cerca de 85% dos miasténicos.
Em 1971, Engel et al. utilizaram um microscópio eletrónico para descrever o alargamento da fenda inter-sináptica, a obliteração das pregas da membrana pós-sináptica e a deposição de IgG e complemento na membrana, utilizando a técnica da imunoperoxidase[24].
Em 1973, Fambrough et al mostraram uma redução no número de RACh na junção neuromuscular em miasténicos [25].
Em 1976, Albuquerque et al. observaram uma diminuição da sensibilidade da membrana pós-sináptica à aplicação direta de ACh[26].
Em 1976, Lindstrom desenvolveu o radioimunoensaio para os anticorpos anti-RACh[27].

II.2.EPIDEMIOLOGIA :

A MG é a doença da junção neuromuscular mais comum, embora as estimativas da sua frequência variem. Desde a década de 1950, foi efectuado em todo o mundo um grande número de estudos epidemiológicos de base populacional sobre a MG.
Uma meta-análise de 55 estudos epidemiológicos estimou uma prevalência de 77,7 por milhão de pessoas e uma incidência de 5,3 por milhão de pessoas/ano. No entanto, a prevalência e a incidência da MG variaram acentuadamente entre as populações investigadas.
A prevalência variou de 15 a 179 por milhão de pessoas e a incidência de 1,7 a 21,3 casos por milhão de pessoas/ano [28].
Consequentemente, em populações não estudadas, as taxas de prevalência e incidência são muito difíceis de extrapolar a partir de estudos anteriores.
A miastenia surge em qualquer idade, desde os 6 meses até aos 80 anos, e afecta principalmente adultos com menos de 40 anos (60% dos casos) [29].
Um estudo da incidência em função da idade e do sexo mostra uma distribuição bimodal, com um primeiro pico de incidência no grupo etário dos 20-40 anos, com um rácio de

sexo de 3 mulheres para 1 homem [30]. O segundo pico ocorre na faixa etária acima dos 50 anos, com um rácio entre os *sexos de* 3 homens para 2 mulheres [31].

Na Coreia, os dados do Health Insurance Review and Assessment (HIRA) de 2010 a 2014 foram pesquisados para códigos de MG definidos pela CID, 10. Depois de identificar os casos de MG, estimámos a prevalência e a incidência anuais de MG com base nos dados do HIRA e nos dados da população coreana. Durante o período de estudo, foram identificados 10138 casos de MG (M: 4133, F: 6005). A prevalência de MG foi de 10,42 casos por 100 000 pessoas em 2010, aumentando todos os anos para 12,99 casos por 100 000 pessoas em 2014.
A incidência média de MG entre 2011 e 2014 foi de 0,69 casos por 100.000 pessoas-ano.A prevalência e a incidência foram maiores no grupo etário mais velho (≥ 50 anos) do que no grupo etário mais jovem (<50 anos) [prevalência: 9,26 vs 19,24 por 100000, risco relativo 2,077, intervalo de confiança de 95% 2,183, p <0,001; Incidência: 0,47 vs 1,18 por 100000, risco relativo 2,490, IC 95% 2,006-3,091,p <0,001] [32].

II.3 Fisiologia da junção neuromuscular (NMJ)

O neurónio é a unidade funcional do sistema nervoso.
Cada neurónio motor é constituído por um corpo celular e um axónio, que é a estrutura condutora do impulso nervoso. O axónio divide-se em múltiplas terminações nervosas, localizadas em frente à fibra muscular: a área de comunicação entre a terminação nervosa e a fibra muscular é chamada junção neuromuscular (JNM), também conhecida como placa motora[81].
A junção neuromuscular (JNM), observada com um microscópio eletrónico de transmissão, apresenta as principais estruturas características de uma sinapse química[82]: é o conjunto de contactos sinápticos entre a arborização terminal de um axónio motor e uma célula muscular estriada[83].

1) A sinapse neuromuscular

A sinapse neuromuscular é a zona de junção entre o axónio de um neurónio motor com origem no corno anterior da medula espinal (parte pré-sináptica) e a placa motora no interior de uma fibra muscular (parte pós-sináptica)[84]. Ambas estão separadas por um espaço intersináptico ou fenda de aproximadamente 50 nm[113].

***A** zona pré-sináptica *(terminação axonal)* é a parte mais distal do axónio de um neurónio motor. É responsável pela transformação do sinal elétrico em sinal químico. 85]Na sua extremidade, o axónio sofre um alargamento denominado bouton terminal. Neste botão, encontram-se os canais de cálcio dependentes da voltagem (canais Ca2+-VD). Além disso, contém numerosas vesículas sinápticas com 45 nm de diâmetro que contêm acetilcolina (ACh), que é o neurotransmissor específico da placa motora, bem como um elevado número de mitocôndrias[86]. [86]

* A fenda sináptica é o espaço de 30-50 nm de espessura entre as membranas do terminal do axónio e da célula muscular[114].
Contém uma lâmina basal composta por proteínas do citoesqueleto, enzimas que degradam a acetilcolina (*acetilcolinesterases) e* colagénio[85].

*A membrana pós-sináptica da fibra muscular está inserida em calhas pouco profundas por baixo do terminal nervoso e invagina-se em pregas sub-sinápticas com cerca de 1 a 3μm de profundidade que se abrem diretamente em frente das zonas activas do elemento pré-sináptico. [114]
Esta membrana dita "juncional" tem uma elevada densidade de receptores nicotínicos de ACh. (RnACh). Estes receptores estão concentrados nas cristas das pregas sub-sinápticas[83].

* O RnACh é uma glicoproteína transmembranar resultante da reunião de cinco subunidades polipeptídicas (pentâmero): 2 alfas, 1 beta, 1 delta e 1 épsilon, delimitando um canal iónico central. [115]

2) Transmissão neuromuscular (TNM)

Em repouso, a libertação passiva de quantas (cerca de 10 000 moléculas de ACh) conduz a uma breve corrente de entrada conhecida como potencial de placa terminal em miniatura (MEPP), após ligação e abertura do recetor pós-sináptico.
A amplitude deste MEPP (0,2 a 1,2 mV) está bem abaixo do limiar necessário para gerar um potencial de ação muscular. [84]
Durante a estimulação nervosa, a chegada do potencial de ação ao terminal pré-sináptico leva à abertura de canais de cálcio dependentes da voltagem e, por conseguinte, a um aumento do cálcio intracelular, o que permite a fusão entre a membrana vesicular e a zona ativa da membrana nervosa através de um importante complexo molecular SNARE, levando a uma rápida exocitose de ACh na fenda sináptica. [116]
A acetilcolina difunde-se na fenda sináptica e liga-se ao seu recetor. A ligação de uma molécula de ACh a cada uma das duas subunidades alfa provoca uma alteração conformacional alostérica no recetor, resultando na abertura do canal iónico e na despolarização por entrada e saída de Na. [81]
Isto leva a um influxo maciço de iões de sódio, produzindo um potencial de placa motora. Quando este potencial excede um limiar crítico, denominado limiar de desencadeamento, os canais de sódio dependentes da voltagem (SCN4A) localizados na parte inferior das pregas pós-sinápticas promovem a entrada de iões de sódio e induzem a geração do potencial de ação muscular e, por conseguinte, a contração muscular. [84]
A amplitude do potencial de placa é normalmente muito maior do que a necessária para despoletar o potencial propagado, daí a noção de "margem de segurança". [81]
Qualquer fenómeno suscetível de alterar as interacções da ACh com o seu recetor conduzirá a uma redução desta margem de segurança e, por conseguinte, a um maior ou menor comprometimento da TNM, uma vez que a amplitude da despolarização da célula muscular dependerá do número de interacções ACh-recetor. Se a amplitude do potencial de placa não exceder o limiar necessário para a despolarização, a TNM falhou. [117]

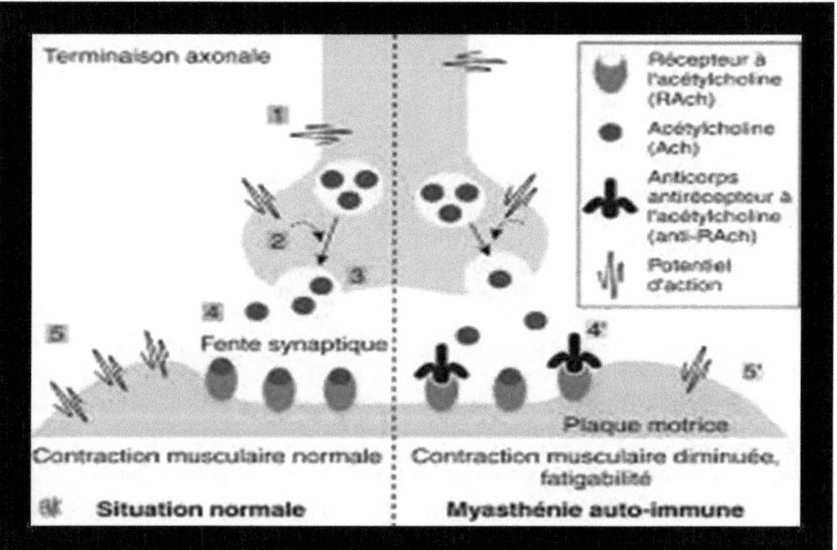

A junção neuromuscular em situações normais e patológicas.
(Benchekroun, 2016)[118]

1. Chegada de um potencial de ação ao terminal do axónio
2. Recolha de vesículas sinápticas cheias de acetilcolina
3. Fusão das vesículas sinápticas na membrana e exocitose do neuromediador
4. Ligação da acetilcolina ao seu recetor
5. Criação de um potencial de placa motora

II.4 Fisiopatologia da miastenia gravis

II.4.1 Uma doença autoimune (AID)

Todas as doenças auto-imunes resultam de uma perda de tolerância do "eu": o sistema imunitário (SI) reconhece erradamente elementos do "eu" e destrói-os. Esta tolerância é normalmente estabelecida nos órgãos linfóides centrais: a medula óssea e o timo. Este último apresenta frequentemente anomalias nos doentes com miastenia. [87]
A miastenia é uma doença autoimune adquirida que provoca uma deficiência na transmissão neuromuscular por bloqueio neuromuscular pós-sináptico ligado ao bloqueio dos receptores da placa motora por anticorpos anti-acetilcolina (anticorpos anti-RAch). **88.**Assim, pensa-se que a origem desta doença está ligada aos linfócitos T (LT),
que controlam os linfócitos B (LB), que fabricam os anticorpos. **[89]**

1- Autoanticorpos :
Dependendo da série e dos métodos de deteção utilizados, os anticorpos anti-RACh, anti-MuSK e anti-LRP4 são encontrados em 70-80%, 1-10% e 1-33% dos doentes, respetivamente. São conhecidos outros anticorpos, mas a sua patogenicidade continua a ser debatida. **[90]**

1-1- Anticorpos anti-recetor de acetilcolina:

O recetor da acetilcolina é constituído por cinco subunidades. Os anticorpos anti-RACh são mais frequentemente dirigidos contra um epítopo extracelular das duas subunidades alfa. Os anticorpos dirigidos contra a subunidade beta parecem ser menos patogénicos. **[91]**
O anti-RACh é predominantemente das classes IgG1 e IgG3 e, por conseguinte, tem a capacidade de ativar a via clássica do complemento. Os isótipos de cadeia leve são do subtipo Kappa. Têm uma atividade policlonal dirigida contra todas as subunidades do RACh, com um tropismo preferencial para um local de ligação da subunidade α diferente da região de ligação da ACh, denominada *região imunogénica principal (MIR)*. [92]
A presença destes anticorpos é encontrada em 80 a 90% dos doentes que sofrem de miastenia generalizada e apenas em 50% dos indivíduos com miastenia ocular pura. **[93]**
O título de anti-RACh não está correlacionado com a gravidade da miastenia. No entanto, foi relatado um paralelismo entre o título anti-RACh e a progressão da doença: um aumento no título parece prever uma recaída, enquanto uma taxa estável ou decrescente é observada em formas estabilizadas. **[94]**
Em 16 a 38% dos doentes seronegativos, utilizando a técnica habitual (imunoprecipitação), podem ser detectados os chamados anticorpos anti-RACh de baixa afinidade utilizando métodos mais sensíveis (transfecção celular). Estes anticorpos reconhecem o RACh agregado. [95]

* Patogenicidade dos anticorpos anti-RACh: [100].

Os anticorpos anti-receptores de acetilcolina são patogénicos e actuam através de 4 mecanismos distintos que conduzem a uma redução do nível de receptores funcionais. Como resultado, a condução nervosa até à fibra muscular é notoriamente afetada.

▪ O principal mecanismo é a destruição da membrana pós-sináptica sob o controlo do complemento C5b-B9 (complexo de ataque à membrana).

▪ Ocorre também uma modulação antigénica, que corresponde à internalização acelerada do RACh por endocitose e à degradação proteolítica intracelular por enzimas lisossomais.

▪ Existe também um bloqueio direto do local de ligação da ACh, ao nível da membrana pós-sináptica, conhecido como efeito *curare-like*, que é o menos significativo.

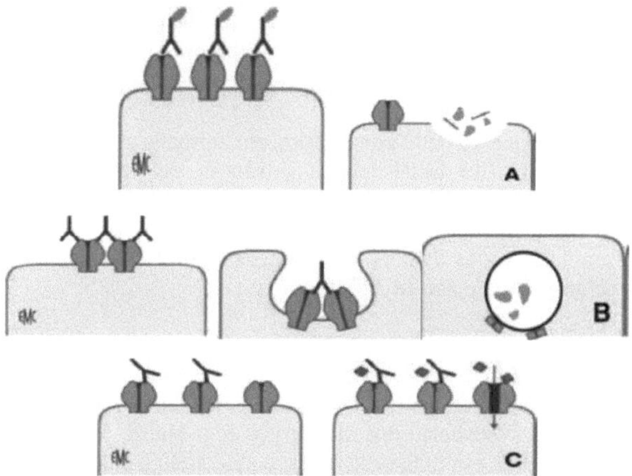

Figura 5: Mecanismo de ação dos anticorpos anti-receptores de acetilcolina **(Bensafi et al., 2015)**[96]

A. Destruição da membrana pós-sináptica pela ação do complemento
B. Degradação dos receptores de membrana por endocitose
C. Ação bloqueadora dos anticorpos

1-2- Autoanticorpos anti-cinase muscular específica

Em 40% das miastenias generalizadas sem anti-RACh, são detectados anticorpos contra uma outra molécula pós-sináptica, a MuSK (Muscle Specefic Kinase), que é uma tirosina fosfo-quinase envolvida na transcrição do RACh e na sua ancoragem na membrana.

Ao contrário dos doentes com anticorpos anti-RACh, existe uma boa correlação entre o nível de anticorpos anti-MuSK e a gravidade clínica nesta categoria de doentes. [97]

A MuSK (Muscle specific Kinase) é uma proteína transmembranar pós-sináptica, descrita em 1995, que está envolvida numa via de sinalização que integra a agrina, o LRP4, a rapsina e a jusante da tirosina quinase 7 (DOK7) e que conduz à agregação do RACh[98].

Os anti-MuSK são da classe IgG4 e, por conseguinte, não podem ativar o complemento. No entanto, a sua patogenicidade direta foi demonstrada por estudos de transferência passiva em animais e parece estar ligada ao bloqueio da ligação MuSK-LRP4, levando a um defeito na agregação de RACh. [99]

Os anticorpos anti-MuSK também inibem a proliferação de mioblastos in vitro e de células satélites in vivo. Em conjunto, estes dados mostram que os anticorpos anti-MuSK têm um efeito patogénico claro, tanto in vitro como in vivo, e que o seu modo de ação é claramente diferente dos anticorpos anti-RACh. [100]

1-3- Anticorpos anti-LRP4

LRP4 é uma proteína pós-sináptica que faz parte da via de sinalização agrin-LRP4-MuSK. O LRP4 e o MuSK são pré-montados, mas a ativação do MuSK é induzida pela ligação da agrina ao LRP4 **(Koneczny e Herbst, 2019).**

Os anticorpos anti-LRP4 bloqueiam a interação agrina-LRP4, inibindo a agregação dos RACh pós-sinápticos e perturbando a ativação da MuSK. 102] São principalmente da classe igG1 e 2 e podem, portanto, ativar o complemento. 103] Também interferem com a ligação da agrina ao seu recetor e modificam a agregação dos RACh nas células musculares. [104]

A patogenicidade destes anticorpos é apoiada por estudos em animais: a imunização de ratos com o domínio extracelular do LRP4 leva à produção de anticorpos e ao aparecimento de sintomas de miastenia, e a transferência passiva de anti-LRP4 para ratos naïve leva a sinais de miastenia. [90]

O anti-LRP4 é detectado em 1 a 5% dos doentes miasténicos e em 7 a 33 dos doentes duplamente seronegativos (anti-RACh e anti-Musk). [94]

2- Miastenia seronegativa :

Historicamente, o termo "miastenia seronegativa" referia-se a miastenias não associadas a anticorpos anti-RACh. Desde a descoberta dos anticorpos anti-MuSK, este grupo de miastenias seronegativas foi dividido em dois subgrupos, o associado a anti-MuSK e um grupo conhecido como "duplo seronegativo" sem anti-RACh e sem anti-MuSK. Estas últimas são muito semelhantes em termos de distribuição, evolução e resposta ao tratamento às formas associadas aos anticorpos anti-RACh. [116]

De facto, os chamados anticorpos anti-RACh de baixa afinidade são encontrados em 66% das chamadas formas seronegativas.

Estes anticorpos, indetectáveis pelas técnicas habituais de imunoprecipitação, foram detetados em preparações celulares que expressam RACh closterizado[90].

3-Miastenia e timo :

O timo é um órgão linfoide situado na parte inferior do pescoço, atrás do esterno, à frente da traqueia e na parte superior do tórax. É a origem da maturação dos linfócitos T.

Desempenha um papel fundamental na indução de tolerância ao próprio, permitindo a destruição intratímica de linfócitos T efectores auto-reactivos (seleção negativa) e a maturação de linfócitos T reguladores. [84]

Além disso, foram descritas na miastenia anomalias na seleção tímica de linfócitos T reguladores e efectores específicos do RACh. [109]

Em condições fisiológicas, os principais tipos de células do timo são os timócitos e as células estromais.

Na maioria dos doentes miasténicos, o timo apresenta alterações estruturais e funcionais caracterizadas pela presença de centros germinais contendo um grande número de células B, o que é definido como hiperplasia folicular, ou pela presença de um tumor (timoma). [100]

a) Hiperplasia folicular :

A expressão do autoantigénio RACh pelas células epiteliais tímicas e pelas células mióides (células musculares não maduras, que expressam RAChfetal e adulto) contribui para a seleção de linfócitos T específicos que conduzem à reação inflamatória e à produção de anticorpos anti-RACh nos folículos dos centros germinativos. Também foram descritas anomalias funcionais das células T reguladoras envolvidas na apoptose dos linfócitos T auto-reactivos. [119]

b) Timoma :
ativação de linfócitos B no sistema imunitário extratímico por células T efectoras auto-reactivas após a sua maturação tímica intratumoral [90].
Além disso, existe uma desorganização arquitetónica do tumor, uma perda selectiva de células T reguladoras e anomalias na expressão de genes que regulam a resposta imunitária, como o gene AIRE (Auto-immune Regulator), um fator-chave na tolerância imunitária, que favorecem a geração de linfócitos T auto-reactivos. [112]

III.DIAGNÓSTICO DA MIASTENIA :

III.1.DIAGNÓSTICO POSITIVO :

O médico de clínica geral é frequentemente o primeiro profissional contactado pelo doente no início da sua miastenia. O diagnóstico deve ser feito na presença dos seguintes sintomas e sinais clínicos, que devem ser investigados através de interrogatório, exame clínico [29] e testes paraclínicos.

III.1.1 Exame :

III.1.1.1Défice motor :

É o principal sintoma [29] em 1 em cada 5 doentes [106]. É muito variável e não sistematizada, afectando apenas um músculo, ou um ou mais grupos musculares (membros superiores ou inferiores) com controlo voluntário do corpo, sem correlação com uma raiz ou tronco nervoso. O facto essencial é o fenómeno miasténico:
- Fadiga de esforço: O défice é geralmente proporcional à intensidade e à duração do esforço, sendo sempre mais intenso no final do dia, agravado pelo frio, pelas emoções e pela digestão, melhorando com o repouso (recuperação progressiva).
O défice nem sempre ocorre no grupo muscular utilizado [20].

III.1.1.2 Envolvimento do tronco e dos membros :

Fadiga da cintura escapular, pelo que os doentes podem queixar-se de dificuldade em levantar os braços, subir escadas ou mesmo andar, realizar certas tarefas quotidianas como pentear o cabelo, lavar o cabelo, abrir uma garrafa ou mesmo escrever[37].
Um défice dos músculos extensores do pescoço, com queda da cabeça para a frente (frequente nas formas graves) [42]; esta fraqueza é a única que pode gerar dor, sob a forma de mialgia cervical posterior, ligada a um fenómeno de relaxamento [37, 38]; as lesões dos extensores dos dedos são particularmente frequentes.
Nos membros inferiores, as quedas inexplicáveis podem revelar miastenia gravis, nomeadamente durante a prática de exercício físico.
O envolvimento dos membros afecta principalmente as cinturas dos membros.

O envolvimento axial (tronco e músculos abdominais) predomina sobre os músculos cervicais.
A lesão dos músculos da face pode levar à diplegia facial (paralisia facial). Esta é frequentemente mínima, com um aspeto inexpressivo da face, acentuado durante o lamimicus, e a incapacidade de estufar as bochechas ou assobiar [42].

III.1.1.3 Envolvimento dos músculos oculopalpebrais :
Esta condição é a mais comum, mas também a mais sugestiva, uma vez que é frequentemente negligenciada no domínio médico [19].
O envolvimento dos músculos oculares está quase sempre presente e é frequentemente a única manifestação no início.

- Ptose unilateral ou bilateral, geralmente assimétrica [42], correspondendo a pálpebras descaídas. Agrava-se ao fim do dia e quando se pede ao doente para "abrir os olhos". Para além da fadiga, pode ser acentuada pela luz ou provocada pela elevação forçada do globo ocular.

A motilidade intrínseca é respeitada [19]. É frequentemente acompanhada por uma contração compensatória do músculo frontal [42].
Pode aparecer uma ptose ao andar ou ao mastigar.

- Existe também lesão da musculatura extraocular (lesão oculomotora) envolvida nos movimentos oculares. Provoca diplegia (visão dupla) [114], que é o sintoma mais frequente, isolado ou associado a ptose. Pode ser horizontal ou oblíqua. Aparece frequentemente ao fim da tarde [42].

Os doentes queixam-se frequentemente de dificuldade em ler, conduzir, ver televisão, etc. Normalmente, a fadiga, a luz brilhante e a fixação num objeto acentuam estes dois sinais [37].
A musculatura pupilar vegetativa nunca é afetada (reflexo fotomotor normal).
Algumas formas de miastenia estão limitadas aos músculos oculomotores (miastenia oculomotora pura); no caso de um envolvimento mais generalizado, a doença é conhecida como miastenia generalizada.

III.1.1.4 Envolvimento bulbar :
o envolvimento dos músculos de inervação bulbar pode causar disfonia com problemas de fonação (voz nasal), frequentemente desencadeada por emoções [42], os problemas de deglutição devidos a défices dos músculos mastigatórios [19] devem ser investigados com especial cuidado, pois podem ser fatais: a disfagia favorecida por alimentos quentes, por vezes com falsas vias [42], e as dificuldades de mastigação devem também ser objeto de diagnóstico.
Se estes sinais estiverem presentes, o doente deve ser transferido para os cuidados intensivos.

III.1.1.5 Doenças respiratórias :
A gravidade desta doença autoimune reside no facto de poder afetar os músculos respiratórios, o que pode ser fatal e requer tratamento de emergência.
Em casos mais moderados, isto pode levar a dispneia durante o esforço ou mesmo em repouso [38].

III.1.2 Diagnóstico da gravidade :

É essencial detetar os sinais de gravidade. O aparecimento de problemas respiratórios em poucos dias, com congestão, falta de ar, tosse ineficaz, tosse falsa e deterioração motora rápida, deve levar ao diagnóstico de uma **crise.**

miastenia com risco de vida.

O envolvimento dos músculos respiratórios e do tronco pode ocorrer nas formas graves e raramente é um sintoma inicial; pode ser causado por infeção respiratória ou uso inadequado de curariformes [42].

A escuta do paciente é essencial: a repetição dos sintomas, a sua consistência e a sua originalidade (voz nasal, falsa via, diplopia) devem preocupar o médico, que não os deve banalizar.

Uma nova consulta deve ser organizada sem demora, logo que surjam sintomas, nomeadamente ao fim do dia. Uma vez levantada a hipótese, o médico de família deve encaminhar o doente o mais rapidamente possível para um especialista capaz de confirmar o diagnóstico (neurologista, neuropediatra). O atraso expõe o doente a uma recaída grave, que pode ocorrer em poucos dias [29].

III.1.3 Exame clínico

O diagnóstico da miastenia gravis é essencialmente clínico:

- diminuição da força muscular quando certos movimentos são repetidos
- Para além dos impulsos, a força muscular é inicialmente normal e só diminui com a repetição dos movimentos [20].

Uma cronologia específica com variabilidade de sintomas, quer estereotipados e previsíveis (aumento à noite ou na altura da menstruação), quer parte de um surto inesperado, correspondendo a um agravamento da doença durante um período de várias semanas a vários meses.

A ptose é particularmente instrutiva porque pode variar em poucos minutos e/ou alternar, o que indica variabilidade e é um sinal claro de um diagnóstico de síndrome miasténica. As imagens fotográficas são úteis para avaliar a variabilidade: se a ptose for significativa [29].

A origem miasténica da ptose pode também ser sugerida pela positividade do teste do cubo de gelo: tendo o doente fechado as pálpebras, aplica-se um cubo de gelo (com uma compressa) numa delas durante 3 a 4 minutos; quando se retira o cubo de gelo, a ptose desaparece francamente desse lado e, por vezes, até do outro.

- sinais negativos: resto do exame normal: os reflexos osteotendinosos são normais. Nunca há perturbações sensoriais ou esfincterianas. A amiotrofia é excecional; pode ser observada em miastenias antigas.
- procurar outros sinais de doenças auto-imunes que estão frequentemente associados (distiroidismo, vitiligo, anemia, lúpus, poliartrite).

O exame neurológico é muitas vezes rigorosamente normal em repouso, e é durante o esforço que os sintomas aparecem [20].

III.1.3.1 Avaliação clínica

A miastenia é avaliada através de pontuações, e entre as pontuações mais frequentemente utilizadas estão a pontuação motora (a pontuação de Garches) e a pontuação da atividade diária (nos últimos 8 dias). (ver Anexo 1), que também fornecem uma avaliação objetiva do tratamento.

III.1.4 Ensaios adicionais :

O objetivo destes exames é confirmar o diagnóstico, informar e educar o avaliar a gravidade da doença, procurar qualquer doença associada (timoma, doença autoimune), estabelecer as indicações terapêuticas e, se possível, procurar aconselhamento especializado [29].

III.1.4.1 Um eletromiograma (EMG)
É particularmente útil nas formas seronegativas e quando é necessário um diagnóstico rápido. Os testes de estimulação repetitiva a 2 ou 3 Hz têm como objetivo reduzir a amplitude das respostas musculares evocadas, em princípio em mais de 10%. Se possível, devem ser efectuados primeiro nas zonas clinicamente afectadas. A sua sensibilidade varia de 25% para o cubital a quase 90% para o circunflexo durante a miastenia generalizada; é inferior a 50% na miastenia ocular pura [43]. Deve ter-se o cuidado de assegurar que os músculos estudados estão suficientemente quentes, uma vez que uma temperatura demasiado baixa pode causar falsos negativos.
Os medicamentos anticolinesterásicos também devem ser evitados, se possível [42], no dia anterior ao exame [29].
A EMG monofibra tem uma melhor sensibilidade [42,29] (superior a 80% para as formas oculares puras e 95% para as formas generalizadas) [42], revelando um aumento do jitter (intervalo de tempo entre os potenciais de duas fibras musculares da mesma unidade motora), cuja realização é delicada e demorada, devendo ser reservada para os casos difíceis (negatividade da ENMG clássica, nomeadamente na miastenia ocular ou em certos casos de miastenia com anti-MuSK ou anticorpos negativos).
Nas crianças, o estudo clássico de fibra única não é possível devido à falta de cooperação, e o estudo de estimulação repetitiva pode ser difícil. Em certos centros especializados, é possível efetuar um estudo de fibras simples estimuladas (não requer cooperação). Este estudo é mais sensível mas menos específico para o diagnóstico de perturbações da junção neuromuscular do que o estudo de estimulação repetitiva [29].
Convém sublinhar que estes testes não são específicos. Limitam-se a medir a margem de segurança da JNM.
O exame clínico e as técnicas convencionais de ENMG devem verificar a ausência de outras patologias para permitir uma interpretação correcta dos resultados [42].
Durante a estimulação repetida de um nervo motor numa área deficitária, há uma diminuição da amplitude (diminuição progressiva e transitória) nos potenciais da unidade motora, enquanto uma única estimulação é normal. A diminuição da resposta é seguida de uma fase de planalto ou de um aumento [20]. Um decréscimo é significativo se a diminuição da amplitude for superior a 10%, no mínimo, em 2 pares de músculos, durante uma estimulação repetitiva a 3 ciclos/segundo na electroneuromiografia. É essencial procurá-lo em vários pares de nervos musculares, proximais e distais, bem como na extremidade cefálica [29].

III.1.4.2 Pesquisa de anticorpos anti-recetor de acetilcolina (anti-AChR)
Este é o teste mais específico. A presença de anticorpos estabelece o diagnóstico [42]. Os anticorpos são detectados por radioimunoensaio ou ensaio enzimático [Elisa], com resultados que são essencialmente equivalentes.
Trata-se de anticorpos policlonais da classe IgG, detectados em cerca de 85% dos doentes miasténicos [42,44], embora não exista um paralelo estreito entre os seus níveis e o

estado clínico de um doente para outro [20,44]; o seu título é mais frequentemente baixo nas formas oculares, onde se encontram em apenas 50% dos casos [42,45], e elevado nas formas generalizadas, especialmente quando existe hiperplasia tímica ou timoma [45]. A sua redução acompanha geralmente a melhoria clínica: rápida após a troca de plasma (PE), lenta
após timectomia, corticosteróides, imunossupressores.
O principal objetivo da medição dos anticorpos anti-RACh é o diagnóstico, mas as medições repetidas são úteis para avaliar os efeitos de diferentes tratamentos. Um aumento dos níveis de anticorpos pode acompanhar, ou mesmo preceder, a recaída clínica[46,47].
A responsabilidade dos anticorpos anti-RACh no aparecimento da MG é atestada pela miastenia autoimune, pela rápida melhoria do défice motor após PE, pela MG neonatal e pela deposição de IgG e complemento na membrana pós-sináptica, cujas dobras são apagadas.
Podem atuar através de três mecanismos para levar à perda de RACh funcional [48]:
- lise dependente de complemento da membrana pós-sináptica ;
- degradação acelerada do RACh por endocitose ;
- bloqueio dos locais de ligação da ACh.

a especificidade não é perfeita. Podem ser encontrados falsos positivos noutras doenças auto-imunes, nomeadamente na síndrome miasténica de Lambert-Eaton, hipertiroidismo, esclerose lateral amiotrófica, durante o tratamento com D-penicilamina e em pais de miasténicos [42].

III.1.4.3 Pesquisa de anticorpos anti-MuSK (cinase específica do músculo)
Os anticorpos anti-músculo estriado, conhecidos muito antes dos anticorpos anti-RACh, foram detectados primeiro por imunofluorescência e depois por outras técnicas imunológicas (técnica de imunoprecipitação) [29].

III.1.4.4 Radiografia de tórax e tomografia computorizada do timo
A TAC torácica sem injecções [29] para investigar anomalias tímicas, quer sejam timomas ou simples remanescentes tímicos com vários graus de hiperplasia (presentes em cerca de 20% dos casos de miastenia), deve ser sempre realizada de forma sistemática. Em caso de dúvida sobre um timoma, particularmente em adultos jovens, quando o timo é denso, pode ser indicada uma injeção de iodo, mas esta pode agravar a miastenia instável [29].

III.1.4.5 EFR (testes de função respiratória)
Pesquisa de envolvimento respiratório em formas generalizadas [49].

III.1.5 Testes terapêuticos e de diagnóstico
O exame clínico é completado por um teste terapêutico: injeção IV ou IM.
uma ampola de prostigmina ou de edrofónio. Teste farmacológico com edrofónio (tensilon) uma ampola (10 mg), injetar lentamente 2 mg do produto por injeção intravenosa rigorosa para detetar uma eventual hipersensibilidade do doente aos efeitos muscarínicos; se tudo correr bem, os restantes 8 mg são injectados por injeção intravenosa durante 30 segundos a 1 minuto. A ação dura entre 2 e 20 minutos, mas pode prolongar-se até 2 horas nos doentes que tomam corticosteróides.
A função respiratória deve ser cuidadosamente avaliada antes da

para que o doente possa ser entubado rapidamente se o tensilon provocar apneia[20] ou prostigmina (reversol) (agentes anticolinesterásicos de ação curta), que demora mais tempo a aparecer (1 a 2 horas) e desaparece em 3 ou 4 horas. A dose habitual é de 0,4mg/kg IM [20].
Este teste confirma o diagnóstico ao provocar um desaparecimento transitório ou uma melhoria dos sinais clínicos num período máximo de 15 minutos [49].
É útil quando a melhoria de um défice pode ser facilmente quantificada: ptose, diplopia, fraqueza vocal, problemas de deglutição.
Os efeitos muscarínicos podem ser evitados injectando 0,4 mg de atropina para os prevenir ou quando aparecem.

NOTA: Resultados negativos não excluem o diagnóstico [29,49], tendo em conta que nem o teste tensilon/Reversol, nem a presença de diminuição do EMG, nem a presença de anti-AChR são 100% sensíveis [49].
O doente deve ser novamente observado se os sintomas persistirem ou piorarem [29], ou se surgir um novo sintoma [29,49]. O ensaio de anticorpos específicos deve ser repetido alguns meses após o primeiro ensaio, uma vez que é possível a positividade de anticorpos específicos secundários, especialmente se a miastenia tiver piorado. Se a diplopia ou a pálpebra caída for isolada, e especialmente se não for flutuante, recomenda-se uma RM cerebral para excluir uma lesão cerebral, tumoral ou vascular [29].

III.2 Classificação: Tipos de miastenia gravis

As classificações MGFA e Osserman são utilizadas para avaliar
a extensão dos sintomas e a gravidade da doença, bem como o estado da MGFA após a morte.
que permite monitorizar o estado do doente após a operação (ver
apêndice 02).

III.3 Evolução da doença
A apresentação clínica inicial mais frequente desta patologia é uma
fraqueza ocular [38] com ptose e diplopia mas, após um ano de evolução em 80 a 90% dos doentes, outros territórios são afectados [29].
Em 17% dos doentes, a doença permanece localizada nos músculos oculares após 2 anos, caso em que se pode dizer que se trata de miastenia gravis ocular pura [38] .
Esta forma é mais comum em homens com mais de 40 anos [29].
Estima-se que 13% dos doentes terão sintomas bulbares associados à sua fraqueza ocular; para 20%, estará associada a cansaço nos membros; e, por fim, para 50% dos doentes com miastenia, a fraqueza estender-se-á a muitos ou mesmo a quase todos os músculos voluntários. É a chamada miastenia generalizada.
As remissões espontâneas são raras; de acordo com as estimativas mais recentes, podem, no entanto, ocorrer em 10 a 20% dos doentes. Ocorrem principalmente em casos de miastenia gravis autoimune iatrogénica e são geralmente reversíveis após a interrupção do tratamento [38].
As fases de agravamento caracterizam-se geralmente pelo aparecimento de recaídas sucessivas, por vezes desencadeadas por stress físico ou psicológico e por vezes na sequência de remissões, e por uma tendência para o agravamento da doença nos primeiros anos. Estas recaídas são de gravidade variável e o doente pode ter de ser

hospitalizado para equilibrar o seu tratamento: em 85% dos doentes, a gravidade máxima da doença é atingida em menos de 3 anos.
A gravidade da miastenia deve ser avaliada em cada consulta, com base no exame e no interrogatório. Esta varia muito de um doente para outro e, dentro do mesmo doente, de um momento para outro [29].

III.3.1 Ataques miasténicos

A fraqueza pode descompensar mais ou menos rapidamente durante as fases de agravamento, que podem ocorrer com maior ou menor frequência consoante o caso. Caracterizam-se por um agravamento dos sintomas, que pode ir até ao envolvimento dos músculos respiratórios e a problemas graves de deglutição [37], que caracterizam as formas mais graves (20 a 30% dos doentes) [29], para as quais os cuidados intensivos com ventilação assistida e/ou entubação reduziram consideravelmente a mortalidade.
Os doentes e os seus médicos de família terão de aprender a reconhecer os sinais de alerta [29,50] que podem indicar um novo ataque grave, a fim de limitar a progressão destes ataques o mais rapidamente possível [50], exigindo uma consulta de urgência [29]. Estes sintomas incluem, evidentemente, o reaparecimento ou o agravamento dos sintomas presentes antes do tratamento e um nível elevado de fadiga generalizada: fatigabilidade durante um esforço ligeiro, alterações da voz ou dificuldades de fala, problemas de deglutição [29,50], a urgência é absoluta e exige uma hospitalização urgente nos cuidados intensivos, em caso de progressão rápida dos sintomas, o aparecimento de falta de ar, dificuldades de tosse, falsas vias que comprometem a alimentação, sinais que anunciam uma crise miasténica [29].
Estes surtos podem ser causados por uma variedade de factores, incluindo ambientais, físicos, psicológicos e medicinais.
Os factores agravantes incluem infeção, exercício intenso, choque ou stress emocional, aumento da temperatura corporal, menstruação em algumas mulheres, gravidez, cirurgia [37,50] e o uso de medicamentos que interferem com o funcionamento da JNM ou com o tratamento da miastenia gravis, como veremos mais adiante [38].
Graças aos progressos da imunoterapia, estes ataques são cada vez menos frequentes nos doentes em tratamento.
No entanto, dependendo da fonte, podem afetar menos de 2% dos doentes [50] ou cerca de 20-30% [51,52].
Em contrapartida, a miastenia gravis permanece ligeira em 25% dos doentes.
Entre estes dois extremos, a doença é de gravidade intermédia, incapacitante devido a uma fadiga acentuada, problemas de deglutição e mastigação, voz nasalada e comprometimento oculomotor acentuado (diplopia e/ou ptose) [29].

Circunstâncias que justificam a admissão nos cuidados intensivos :

- problemas de deglutição, falsa via.
- dificuldades respiratórias, dispneia, tudo ineficaz.
- défice de força muscular rapidamente extensivo.
- resistência ao tratamento com agentes anticolinesterásicos [29].

III.4 Controlo :

Esta doença, que tem uma evolução caprichosa com risco de agravamento súbito, é acompanhada conjuntamente pelo especialista responsável pelo doente e pelo médico assistente, que está na linha da frente do acompanhamento do tratamento, da deteção do

agravamento da miastenia e de eventuais complicações devidas à toxicidade da cortisona ou do tratamento imunossupressor.
A miastenia é considerada uma doença prolongada, o que significa que pode ser reembolsada a 100%.
O médico assistente ajudará o doente a tornar-se "ator" da sua própria doença, fornecendo-lhe informações completas sobre a evolução da doença, os factores de agravamento, o prognóstico, os diferentes tratamentos, os seus efeitos secundários, o modo de os tomar (nomeadamente os anticolinesterásicos), o modo de reconhecer os sinais de gravidade e o que fazer em caso de ocorrência (consulta rápida, recurso aos serviços de urgência hospitalares ou mesmo aos serviços móveis de urgência).
O cartão de miastenia é uma ferramenta essencial a ser dada ao doente na primeira consulta. As contra-indicações dos medicamentos estão claramente listadas no cartão, o que guiará o médico de família na prescrição de qualquer medicamento [29].

III.5 Miastenia e doenças associadas :

III.5.1. Miastenia e doenças auto-imunes :

A associação da miastenia com outra doença autoimune não é excecional,
as condições são variadas. No mesmo doente, várias doenças auto-imunes podem estar associadas à miastenia, cada uma evoluindo de forma independente [29]. Na sua série de 784 doentes, Oosterhuis contou 10% de doenças auto-imunes associadas nos homens e 26% nas mulheres [106].
Além disso, é frequente encontrar uma doença autoimune na família direta.
O distiroidismo é a condição mais frequentemente associada (5 a 10% dos doentes) [29]. Predominam em todas as grandes séries da literatura. Várias doenças inflamatórias auto-imunes podem acompanhar a miastenia: artrite reumatoide (a segunda condição mais comum: 2% [53] a 4% [106]), doença de Gougerot-Sjogren, lúpus eritematoso sistémico (LES: 1% [53] a 1,5% [106]).
A miosite pode estar associada a miastenia com ou sem timoma. Ambas as condições conduzem a fraqueza muscular, o que pode complicar o diagnóstico.
A elevação da CPK, ausente na miastenia, aponta para uma miopatia inflamatória confirmada por biopsia muscular, que revela frequentemente uma forma de miosite granulomatosa, frequentemente associada a um timoma.
O prognóstico destas associações miosite-miastenia é frequentemente grave, com risco de morte por complicações cardíacas e/ou respiratórias.

III.5.2 Miastenia e perturbações neuromusculares :

Foram descritas outras perturbações neuromusculares associadas à miastenia: Síndrome de Lambert-Eaton, síndrome de hiperexcitabilidade neuromuscular (neuromiotonia) devido a anticorpos dirigidos contra os canais de potássio nas terminações nervosas motoras; Os argumentos a favor do diagnóstico são a presença destas mioquimias, a distinguir de simples fasciculações devidas a fármacos anticolinesterásicos, de dores neuropáticas e, eventualmente, de hipersudação e de perturbações do sono ou da memória, o aparecimento de potenciais de unidade motora, duplos, triplos ou múltiplos na ENMG e a presença de anticorpos dirigidos contra os canais de potássio no nervo motor (anti-CASPR2) detectados em mais de metade dos casos.Nos casos de miastenia/neuromiotonia, é frequente a associação de um timoma.

III.6 Formas clínicas da miastenia gravis

III.6.1. Miastenia ocular :

Em 50% dos casos, a MG inicia-se com sinais oculares. Entre os casos de MG
Embora a miastenia ocular seja considerada benigna devido à sua natureza localizada, pode ser muito problemática devido à extensão da diplopia. As características da miastenia ocular em adultos são as seguintes

- predominantemente masculino,
- idade de início geralmente superior a 40 anos,
- O timoma é raro.
- A variabilidade de Frank, em que a ptose alternante é a manifestação mais caraterística, é muito útil no diagnóstico, que é sobretudo clínico porque os anticorpos anti-RACh estão ausentes em metade dos casos, a resposta aos fármacos anticolinesterásicos é frequentemente ausente ou fraca e a electroneuromiografia convencional é frequentemente negativa, incluindo no orbicular. O estudo de uma única fibra do território facial tem um rendimento diagnóstico muito superior[29].
-

III.6.2 Miastenia associada a anticorpos anti-MuSK :

Cerca de 15% dos doentes não têm anticorpos anti-RACh, embora tenham
sinais clínicos característicos da MG.
No entanto, existem provas consideráveis de que a sua doença é mediada por auto-anticorpos [55].
A MuSK está envolvida na montagem do RACh durante a formação da sinapse, mas também é expressa na junção neuromuscular madura. Os anticorpos anti-MuSK inibem a função da MuSK em cultura de miotubos com elevada afinidade.
Existem, portanto, duas formas imunologicamente distintas de MG.
Além disso, os doentes miasténicos seronegativos têm normalmente timos normais [56].
A pesquisa de anticorpos anti-MuSK, que é possível através de um simples teste Elisa, é muito útil para diagnosticar formas seronegativas em adultos e crianças, e também ajuda a excluir o timoma, particularmente em doentes com anticorpos anti-RACh.
As características da miastenia com anticorpos anti-MuSK são as seguintes

- uma elevada preponderância de mulheres de todas as idades,
- carácter generalizado da miastenia,
- gravidade acentuada com envolvimento bulbar e respiratório significativo, exigindo tratamento imunossupressor,
- presença de atrofia lingual e masseterina,
- involução tímica,
- ausência de timoma.
- A resposta dececionante aos medicamentos anticolinesterásicos,
- a frequente negatividade da exploração electroneuromiográfica (ausência de diminuição) complica o diagnóstico [36].

III.6.3. Miastenia associada a anti-RACh e anti-LRP4 de baixa afinidade:
A Lrp4 foi identificada como uma proteína pós-sináptica que é crucial para o desenvolvimento e manutenção da junção neuromuscular [57], com função como o recetor agrin necessário para a ativação da MuSK[58, 59].
Foi levantada a hipótese de o anti-Lrp4 ser um fator patogénico na MG seronegativa devido à sua localização pós-sináptica e a observações em modelos animais deficientes em Lrp4 que mostraram um fenótipo semelhante ao observado em animais MuSK-negativos [60,61]. [Capaz de ativar o complemento e, assim, produzir danos na membrana pós-sináptica através do complexo de ataque à membrana.
Além disso, a inibição da agregação de RACh induzida pela agrina na placa terminal do músculo foi implicada como um mecanismo patogénico na Lrp4-MG.
As miastenias associadas a anticorpos anti-RACh e anti-LRP4 de baixa afinidade são semelhantes às da miastenia clássica com anticorpos anti-RACh:

- preponderância das mulheres
- envolvimento em formas generalizadas (geralmente ligeiras se houver anticorpos anti-LRP4) e formas oculares,
- Timo involutivo ou hiperplásico [29].

III.6.4 Miastenia e gravidez :
A fertilidade não é afetada pela doença, pelo que a gravidez não é invulgar na miastenia gravis.
Durante a gravidez, existe um risco grave de exacerbação dos sintomas miasténicos em 30 a 40% dos casos [20,29,49], sobretudo nos primeiros três meses e ainda mais nos dias e nas primeiras semanas após o parto (pós-parto) [29,49], razão pela qual é necessário um acompanhamento reforçado: risco de recaída [49].
Por conseguinte, é aconselhável dar à luz numa instalação onde a mãe e a criança possam ser tratadas em cuidados intensivos [29], mas o estado também pode ser estacionário (1/3) ou melhorar (1/3) [20,49].

- O aborto terapêutico não é indicado, pois pode agravar a doença.
- Durante o parto, os fármacos anticolinesterásicos são utilizados por via parentérica.
- A anestesia local ou regional é preferível à anestesia geral e devem ser tomadas precauções aquando da utilização de sedativos.
- As cesarianas só são efectuadas quando indicadas pelo obstetra.
- o neurologista e o obstetra devem ajudar as mulheres com miastenia a planear a gravidez. A esterilização voluntária ou a contraceção devem ser sugeridas quando a miastenia gravis é grave [20].

IV. DIAGNÓSTICO DIFERENCIAL :

IV.1 Síndrome de Lambert-Eaton (LES) :

Síndrome miasténica (ou miasteniforme) causada pela presença de anticorpos canais de cálcio anti-sinápticos dependentes da voltagem; estes anticorpos impedem a libertação de acetilcolina no terminal sináptico:

- Paraneoplásico em 75% dos casos (procurar prioritariamente o cancro anaplásico do pulmão de pequenas células). Na maioria das vezes, a MELS precede a descoberta do cancro.

-A favor de uma origem paraneoplásica, serão considerados os seguintes factores

- o terreno (homens com mais de 40 anos, fumadores),

- associação com outras manifestações paraneoplásicas (síndroma cerebelar, neuropatia, sobretudo se dolorosa e/ou atáxica),
- a presença de anticorpos anti-SOX.

A ausência de anticorpos anti-canal de cálcio é favorável a uma forma de doença sem canal de cálcio.
paraneoplásica[29].

- ➢ associada a uma doença autoimune (lúpus, distiroidismo, anemia de Biermer, Gougerot-Sjogren) em 10% dos casos, tendo sido registada uma associação com os haplótipos HLA B8 e DR3 [42].
- ➢ Idiopática em 10% dos casos.

O sintoma mais frequente é a fatigabilidade (défice proximal) dos membros inferiores com sinais oculobulbares discretos, muitas vezes limitados a uma ligeira ptose, mas o défice motor melhora com o esforço repetido, por recrutamento dos canais de cálcio - ao contrário da miastenia em que o défice motor piora com o esforço [29].

IV.2.Síndromes miasténicos tóxicos ou induzidos por medicamentos (síndromes miasténicos iatrogénicos) :

A síndrome miasténica é secundária à utilização de substâncias susceptíveis de
A rápida melhoria após a interrupção do tratamento apoia o envolvimento do tratamento.
Certas substâncias tóxicas, como o manganês e os venenos de serpentes que contêm neurotoxinas, podem interferir com o funcionamento da junção neuromuscular, provocando síndromes miasteniformes agudas e graves (bloqueio dos receptores de acetilcolina). O diagnóstico é frequentemente simples com base na anamnese [29].

IV.3. Botulismo :

O botulismo é uma causa rara mas grave de síndrome miasténica pré-sináptica[29]. Trata-se de uma doença infecciosa ligada à ação da toxina do clostridium botulinum, que é contraída através da ingestão de conservas caseiras estragadas. A bactéria produz uma toxina que inibe os canais de cálcio dependentes de voltagem, levando a uma redução da libertação de acetilcolina na fenda sináptica:
-o aparecimento de sintomas 12 a 24 horas após a ingestão de conservas contaminadas, mas também após a injeção de heroína
- problemas digestivos (náuseas, vómitos)
- boca seca [29]
- diplopia, ptose e midríase,
- problemas de fonação, deglutição e respiração.
- um défice motor descendente, progressivamente generalizado, associado a retenção urinária, obstipação, hipossecreção lacrimal e salivar.

O diagnóstico é confirmado pela identificação da toxina botulínica no sangue e/ou nos alimentos.

V. GESTÃO TERAPÊUTICA :

V.1 Princípio :

Cada caso de miastenia autoimune é diferente e, por conseguinte, requer uma gestão individualizada, que varia em função da apresentação clínica do doente, do impacto da doença na vida quotidiana, do subtipo de miastenia (idade de início, tipo de anticorpos, presença ou ausência de um timoma), das comorbilidades, da capacidade do doente para cumprir o tratamento, etc.[36].

V.2.Objectivos :

O tratamento tem vários objectivos: reduzir ao máximo os sintomas e o seu impacto na vida pessoal e profissional, gerir as complicações graves que ameaçam as funções vitais e limitar a progressão da doença. Para além da gravidade do défice motor, deve ter em conta a tolerância ao tratamento, os riscos terapêuticos (minimizando as reacções adversas medicamentosas), o impacto social e profissional da doença e as expectativas do doente [29]. Trata-se de uma doença crónica para a qual não existe atualmente cura:
O tratamento estabilizará a miastenia gravis e, em alguns casos, até provocará a sua remissão [39].
Embora os tratamentos atualmente disponíveis tenham reduzido drasticamente a mortalidade, a miastenia gravis autoimune continua a ser uma doença rara e existem poucos ensaios clínicos em grande escala, controlados por placebo e com uma escala de tempo suficientemente longa [37]. As recomendações actuais baseiam-se essencialmente na experiência e no consenso clínico [51].

V.3 Tratamentos disponíveis e suas utilizações :

Existem essencialmente dois tipos de tratamento, que podem ser combinados: o
No entanto, nenhum tratamento é específico para a miastenia gravis e a maioria dos tratamentos aqui discutidos foram inicialmente prescritos para outras doenças, principalmente auto-imunes [36].

V.3.1 Tratamento sintomático (medicamentos anticolinesterásicos) :

V.3.1.1 Agentes anticolinesterásicos :

Baseia-se em agentes anticolinesterásicos que contrariam a degradação da acetilcolina na fenda sináptica (prolongando a ação da acetilcolina na membrana pós-sináptica através do bloqueio reversível da acetilcolina esterase) [49], o que compensa o efeito dos auto-anticorpos anti-RACh.
Esta é a base da gestão terapêutica da miastenia gravis autoimune, o tratamento de primeira linha [38].
Nas formas ligeiras de miastenia, este tratamento é frequentemente suficiente[49].
Este tratamento não é muito eficaz em pessoas com miastenia autoimune com anti-MuSK[63].
O brometo de piridostigmina (Mestinon®), o cloreto de ambemónio (Mytelase®) e a neostigmina (Prostigmine°) são os únicos medicamentos com autorização de introdução no mercado para a miastenia.
Constituem o tratamento sintomático básico para a miastenia e são o primeiro tratamento a ser iniciado em casos de suspeita ou confirmação de miastenia [29].
Diferem entre si pelo atraso e duração da ação e pelos seus efeitos muscarínicos, que são mais acentuados para a Prostigmina e o Mytelase do que para o Mestinon; o Mytelase tem o efeito mais prolongado.

O Mestinon e o Mytelase têm um perfil farmacocinético quase semelhante, com um início de ação de cerca de 30 minutos após a ingestão e uma duração de ação de cerca de 4 horas [64]. Por conseguinte, só proporcionam uma melhoria temporária da força muscular [37]. O Mestinon® LP ou Mestinon retard® (180 mg) está igualmente disponível sob a forma de piridostigmina de libertação prolongada e necessita de uma autorização temporária de utilização (ATU) nas farmácias hospitalares [65]. Com um início de ação de 6 a 8 horas, esta apresentação é útil para manter um nível eficaz de anticolinesterase durante a noite, evitando assim problemas de deglutição ao acordar (disfagia matinal) em certos doentes que tomam o medicamento ao deitar [29].
Como todos os compostos de amónio quaternário, estes medicamentos são pouco reabsorvidos no intestino, em parte devido à formação de complexos não reabsorvíveis com mucina e sais biliares.
A ingestão combinada de alimentos reduz significativamente a sua absorção [66], e também não passam a barreira hemato-encefálica [67].
O tratamento é adaptado através de ajustamentos sucessivos, começando frequentemente com uma dose média de 60 mg de piridostigmina (mestinon°) de 4 em 4 horas ou um tratamento equivalente.
Os tratamentos parenterais são utilizados em caso de crise aguda, após uma intervenção cirúrgica ou se a disfagia for preocupante. A dose parentérica é um trigésimo da dose oral de neostigmina ou piridostigmina.
Os efeitos secundários são reduzidos se os medicamentos forem tomados às refeições e em doses divididas. A atropina pode ser combinada no início do tratamento com ginatropina (0,4 a 0,8 mg por via oral).

Dénomination	Posologie et durée d'action
La néostigmine (prostigmine°)	Cp sécables à 15 mg : 5 à 20 cp/j en 4 à 6 prises. Durée d'action 2 h.
La pyridostigmine (mestinon°) Délai d'action= 30min Durée d'action= 3 à 4h	Cp à 60 mg : 4 à 8 cp/j en 3 à 4 prises. Durée d'action 4 h.
L'ambenomium (mytelase°) Délai d'action= 30 min Durée d'action= 4 à 6 h	Cp sécables à 10 mg : 3 à 10cp/j en 3 à 4 prises. Durée d'action 5 à 6 h.
La néostigmine (prostigmine°) Délai d'action=10 à 15 min Durée d'action= 1 à 2h	Ampoule à 0.5 mg : 2 à 5 amp/jr en 4 à 6 injections par voie SC ou IM
L'edrophonium (tensilon°)	Ampoule à 10mg IV strict

V.3.1.2 Regras de utilização :

A sua prescrição deve respeitar um certo número de regras:
-Tomados em jejum 30 minutos a 1 hora antes das refeições [49], a sua ação começa em média 30 m após a ingestão e dura cerca de 4 horas.

-Deve ser respeitado, de preferência, um intervalo de 4 horas entre duas doses [29].
-As doses devem ser tomadas em diferentes alturas do dia, dependendo da forma como os sintomas do doente se alteram ao longo do dia e das actividades e estilo de vida do doente. Por exemplo, um doente com problemas de deglutição deve tomar o anticolinesterásico 30 minutos antes de cada refeição, para limitar o risco de falsa deglutição.
-A educação terapêutica é importante neste contexto, uma vez que os doentes precisam de saber como regular a sua ingestão sem exceder o limiar de tolerância, o que poderia então exacerbar os problemas musculares[39]. Para o efeito, o doente deve receber uma explicação clara sobre o funcionamento do tratamento e as suas características farmacocinéticas.
- Em caso de disfagia acentuada, é prudente administrar o agente anticolinesterásico por via parentérica ou através de uma sonda gástrica para evitar uma falsa boca [66].
- Começar com uma dose baixa e aumentar gradualmente a dose, dividindo-a em 3 a 6 doses ao longo do dia, em função da eficácia, da tolerância e da duração da ação [49] (visando a dose mínima eficaz).
- Não existe qualquer vantagem na combinação simultânea de dois inibidores da colinesterase [29].
Os doentes devem estar cientes dos efeitos secundários nicotínicos e muscarínicos, que são geralmente menos graves se forem tomados com uma refeição; são também dependentes da dose e reversíveis quando o medicamento é interrompido, ou se a dose for reduzida, ou se for injectada atropina [38].

V.3.1.3 Crise colinérgica :

-Os agentes anticolinesterásicos podem ocupar os mesmos receptores que a acetilcolina e o seu excesso pode deprimir a transmissão neuromuscular. O efeito curarizante dos agentes anticolinesterásicos constitui um risco terapêutico grave[20].
-A crise colinérgica partilha com a crise miasténica a rápida deterioração motora e respiratória. Caracteriza-se por sinais de sobredosagem colinérgica:

- Fasciculações abundantes,
- Sinais digestivos (náuseas, vómitos, diarreia),
- Hiper salivação,
- Hipersecreção brônquica,
- Transpiração,
- Olhos lacrimejantes,
- Palidez,
- Miose,
- Bradicardia.

É muito mais raro do que uma crise miasténica, mas as duas complicações podem estar interligadas.

V.3.2. Tratamento de fundo :

V.3.2.1 Imunoterapia de longa duração :

Os imunossupressores atacam a causa da patologia, limitando hiper-reatividade do sistema imunitário [39,63, 51].

Uma vez que são tomados a longo prazo e podem causar efeitos secundários potencialmente significativos, estes medicamentos são apenas propostos como tratamento de segunda linha quando os sintomas não melhoram de forma suficiente ou permanente com os medicamentos anticolinesterásicos, e terão de ser monitorizados de perto.
Como a imunossupressão não é selectiva e os efeitos adversos podem ser graves, a relação benefício-risco permitirá escolher entre as diferentes opções atualmente disponíveis.
Estes tratamentos estão sobretudo indicados nos casos de miastenia generalizada.
A maioria das recomendações relativas à prescrição de agentes imunossupressores não se baseia em ensaios controlados aleatórios, prospectivos, em dupla ocultação e em grande escala, o que se deve em grande parte à natureza rara desta doença. Baseiam-se em ensaios controlados aleatórios que envolvem um pequeno número de doentes ou simplesmente em provas anedóticas [38].
Uma vez que reduzem as defesas do sistema imunitário, deve ser excluído um problema infecioso pré-existente (viral ou bacteriano) antes do seu início, com especial atenção para a tuberculose [29].

Efeitos indesejáveis comuns à maioria dos imunossupressores
-Aumento do risco de infeção
-Aumento do risco de tumores malignos.

Coisas a ter em conta para o doente:
-Cuidado com a febre ou sinais de infeção e consulte um médico.
As vacinas vivas não são recomendadas ou são mesmo contra-indicadas devido ao risco de doença vacinal generalizada.
Controlo regular dos marcadores tumorais e acompanhamento radiológico.
Trata-se de um tratamento de fundo, pelo que, em caso de agravamento agudo da doença, não faz sentido aumentar a dose.
-O tempo de início de ação é variável (várias semanas a vários meses): não parar se não houver uma melhoria rápida [68].

V.3.2.1.1 Tratamento de primeira linha :

Baseia-se em corticosteróides ou azatioprina (Imurel®), ou numa combinação dos dois. O micofenolatemofetílico (Cellcept®) é uma alternativa à azatioprina. A escolha do tratamento depende do início da ação, das contra-indicações e, por vezes, da vontade do doente [29].

❖ **Terapia com corticosteróides (glucocorticóides) :**
Conhecidos pelos seus efeitos benéficos em muitas outras doenças auto-imunes, são o tratamento de fundo mais antigo para a miastenia [38,64], utilizado como imunoterapia inicial [37], aquele para o qual existe mais experiência e, por conseguinte, o mais difundido [38,64], embora até à data existam muito poucos estudos controlados nesta indicação.

➢ **Indicação:**
Indicado na miastenia generalizada que responde mal ao tratamento sintomático [37,49] e na ausência de contra-indicações [49].

Para melhorar a força muscular ou na preparação para a timectomia [20]. Raramente na miastenia ocular pura, quando a diplopia é incómoda [20]. É benéfico em 75% dos casos. A melhoria ocorre 2 a 4 semanas após o início do tratamento [29,49].
Existem algumas provas que sugerem que esta classe terapêutica pode também atrasar ou limitar a progressão da miastenia ocular pura para miastenia generalizada [38].

➢ Administração

A prednisona (cortancyl°) e a prednisolona (solupred°) são os corticóides mais utilizados. As modalidades de tratamento variam consoante o autor. A absorção oral da prednisona é rápida[69].
Nos casos de miastenia generalizada, o tratamento inicial habitual é 1 mg/kg/dia de prednisona ou prednisolona (60-100 mg por dia)[29].
Esta dose pode levar a um aumento da fraqueza muscular [20], pelo que a ocorrência de um agravamento transitório dos sintomas [29] (em 50% dos casos [49]) durante os primeiros 15 dias de corticosteróides é frequente e preocupante, sobretudo quando a miastenia já é grave (risco de crise miasténica) [29], o que justifica o internamento inicial para iniciar o tratamento [29,49], na melhor das hipóteses junto a uma unidade de cuidados intensivos. Para evitar este agravamento inicial, foi sugerido que o tratamento fosse iniciado com doses mais baixas [29,70], da ordem dos 15 a 25 mg, e aumentado por etapas.
Este aumento progressivo tem a desvantagem de atrasar o efeito do tratamento [70] (uma dose baixa só conduz a uma melhoria após 2 meses [20]).
Para evitar este agravamento e manter um curto início de ação, os doentes com problemas de deglutição ou respiratórios podem receber uma combinação de EP ou IG IV durante a primeira semana de terapêutica com corticosteróides.
A dose de 1mg/kg/d é normalmente mantida durante 1 mês ou até se observar uma melhoria.
A dose foi então reduzida em 10mg/mês para 0,5mg/kg/d e depois em 5mg/mês até atingir um patamar de cerca de 10mg/d [71]. O tratamento com doses de manutenção foi então continuado [20].
Em princípio, os corticosteróides só devem ser reduzidos depois de se ter conseguido uma melhoria significativa (eventos mínimos de MGFA classe II).
A redução da dose deve ser sempre gradual e a cessação completa nunca deve ocorrer antes de um ano de tratamento.
Ao menor sinal de recorrência, a redução da dose deve ser continuada e, se necessário, a dose deve ser aumentada novamente [29].
Em alguns doentes, o tratamento de manutenção pode ser interrompido sem que os sintomas clínicos reapareçam [20].
Para reduzir os efeitos secundários da terapêutica com corticosteróides, muitos autores, nomeadamente nos Estados Unidos, prescrevem doses mais elevadas alternadas em dias alternados [20,70].
De acordo com a maioria dos autores, os resultados da terapêutica com corticosteróides são bons ou muito bons. A percentagem de remissão e de melhoria significativa em quatro séries, cada uma envolvendo mais de 60 doentes, situa-se entre 72% e 92% [72,73,74,75].
A melhoria é rápida, surgindo entre 1 e 21 dias em mais de 85% dos doentes [73,74]. O resultado máximo é alcançado dentro de 6 [101,102,103] ou 12 meses [75].

Na maioria dos casos, o tratamento deve ser continuado numa dosagem reduzida, mas variável, durante vários anos, a fim de manter a melhoria; apenas 5 a 14% dos doentes das quatro séries conseguiram deixar completamente de tomar corticosteróides.
Doses muito elevadas de corticosteróides foram propostas por Arsura[120] para o tratamento de ataques miasténicos.
Os efeitos secundários desta terapêutica prolongada com corticosteróides são significativos em todas as séries, afectando 38% a 67% dos doentes [66].
A manutenção a longo prazo dos corticosteróides numa dose baixa é frequentemente necessária para evitar uma recaída dos sintomas, caso em que existe um risco significativamente maior de efeitos adversos [37,38].
Uma vez que estes efeitos indesejáveis podem tornar-se limitativos para um grande número de doentes, isto levou à introdução de outros agentes imunossupressores na miastenia: "agentes imunossupressores poupadores de cortisona", que podem substituir a terapêutica com corticosteróides ou ser combinados com ela para reduzir a dose de prednisona/prednisolona tanto quanto possível [76].

❖ **Imunossupressores citotóxicos :**

O tratamento com imunossupressores citotóxicos (IS) foi proposto já em 1967 [71]. São indicados quando a doença é resistente aos corticosteróides isolados ou quando os corticosteróides estão contra-indicados.

o **Azatioprina (Imurel°)**

➢ **Indicação**
Inicialmente indicado principalmente para prevenir a rejeição de transplantes, é o principal agente imunossupressor não esteroide prescrito para a miastenia autoimune. É um agente citotóxico [77].

➢ **Administração**
A dose inicial é de 2 a 3 mg/kg/dia. O início de ação é, em média, de 3 a 6 meses [38,49, 64].
De acordo com estudos retrospectivos sobre a miastenia, a eficácia é semelhante à dos corticosteróides (mais de 70% de melhoria clínica), mas o início de ação é muito mais longo. São necessários 2 a 10 meses para se verificar uma melhoria da força muscular, pelo que o benefício máximo é mais tardio do que com os corticosteróides [38,64].
No entanto, o seu perfil de segurança é mais favorável.
A descontinuação deste tratamento deve ser considerada a longo prazo (mínimo de 5 anos), a fim de limitar o risco de recaída, e após pelo menos 12 a 18 meses na dose máxima.
Este medicamento foi o primeiro a provar o seu efeito poupador de cortisona, tendo também sido demonstrado que os doentes têm remissões mais longas, menos recaídas e menos reacções adversas aos medicamentos em comparação com a terapêutica com corticosteróides isoladamente [64].
O Imurel® está indicado como imunossupressor a longo prazo na miastenia, quer como agente poupador de cortisona (para reduzir a dose de glucocorticóides), quer como imunoterapia de primeira linha, se o início da ação não for um fator limitante [37].
Reduz significativamente a dose de corticosteróides, pelo que é frequentemente utilizado em combinação com corticosteróides.

A ocorrência nos primeiros dias de uma síndrome febril com astenia, problemas digestivos e erupção cutânea indica uma reação alérgica e o tratamento deve ser interrompido permanentemente.
Mais frequentemente, ocorrem casos crónicos de leucopenia, trombocitemia e insuficiência da função hepática; a azatioprina deve ser reduzida ou, por vezes, interrompida, e depois reintroduzida gradualmente se os parâmetros biológicos voltarem ao normal.
Foram também descritos casos excepcionais de pancreatite.
O tratamento com azatioprina só deve ser interrompido após vários anos de controlos satisfatórios para limitar o risco de recaída [29].
Em casos de resistência ao Imurel® ou aos corticosteróides isoladamente, a sua combinação é frequentemente eficaz [49]. O Imurel® é tomado em 1 a 3 doses durante o dia, às refeições [68].

- **Micofenolatemofetil (Cellcept°)**

Outro agente citotóxico anti-metabolito, este agente imunossupressor relativamente recente inibe seletivamente a síntese de purinas nos linfócitos B e T, bloqueando assim a sua proliferação de uma forma bastante semelhante à azatioprina [37,38].

➢ **Indicação**

Inicialmente utilizado para prevenir a rejeição de enxertos da mesma forma que a azatioprina, este composto demonstrou uma toxicidade mínima, o que lhe permite ser considerado para utilização a longo prazo na miastenia gravis, como agente poupador de cortisona ou como imunoterapia isolada em caso de contraindicação ou iatrogenia significativa com subcorticóides.
Tal como acontece com a azatioprina, a melhoria da força muscular parece ser atrasada pelo menos dois meses em relação ao início do tratamento.
Este medicamento continua a ser recomendado como tratamento imunossupressor de segunda linha em casos de miastenia refractária a tratamentos anteriores ou em casos em que existam contra-indicações para estes medicamentos [78].

➢ **Administração**

A dose recomendada é de 2g/dia em duas tomas. Em geral, é bem tolerada (com menos efeitos secundários do que a azatioprina), mas o ganho de eficácia em comparação com a azatioprina é frequentemente dececionante.
Tal como acontece com a azatioprina, o tratamento só deve ser interrompido após vários anos de estabilização [36].

V.3.2.1.2 Tratamentos de segunda linha

Estes são utilizados quando os tratamentos anteriores não conseguiram controlar a miastenia ou foram mal tolerados.
A escolha do tratamento depende da gravidade do quadro clínico, do estado do doente, do tempo de ação dos diferentes tratamentos e dos seus efeitos secundários, que devem ser tomados em consideração. É necessário o aconselhamento de um centro de referência.

Nenhum dos tratamentos de segunda linha demonstrou ser superior e, em todos os casos, a sua eficácia tem de ser avaliada ao longo de 9 a 12 meses [29].

❖ Rituximab (Mabthéra ®)

Trata-se de um anticorpo monoclonal quimérico de ratinho/humano geneticamente modificado que representa uma imunoglobulina glicosilada com regiões constantes de IgG1 humana e sequências de regiões variáveis de cadeias leves e pesadas murinas.
O anticorpo é produzido por uma cultura em suspensão de células de mamíferos (hamster chinês).
Está aprovado para o tratamento de certos tipos de linfoma e da artrite reumatoide ativa grave em adultos que tenham tido uma resposta inadequada ou intolerância a outros medicamentos anti-reumáticos modificadores da doença.
O rituximab liga-se especificamente ao antigénio transmembranar CD20, uma fosfoproteína não glicosilada localizada nos linfócitos B pré-B e maduros.
O CD20 encontra-se em células B normais e malignas, mas não em células estaminais hematopoiéticas, células pró-B, plasmócitos normais ou outros tecidos normais.
Os estudos de toxicidade não revelaram qualquer efeito para além da depleção farmacológica esperada das células B no sangue periférico e no tecido linfoide. As contagens de células B periféricas estão abaixo do normal após a primeira dose de rituximab. O reaparecimento dos linfócitos B começa dentro de 6 meses após o regresso do tratamento, atingindo níveis normais entre 9 e 12 meses após o fim do tratamento.
O rituximab oferece perspectivas promissoras para o tratamento da MG, embora até à data não tenham sido realizados ensaios controlados aleatórios.
Relatos de casos, pequenas séries retrospectivas e estudos não controlados descrevem um benefício clínico pronunciado e prolongado do rituximab, mesmo em doentes com MG grave.
Mais interessante é o facto de poder proporcionar um melhor benefício clínico e uma duração mais longa nos doentes com anti-MuSK do que nos doentes com MG anti-AChR [113]. Estudos de casos relataram a sua eficácia na miastenia gravis generalizada refractária, bem como um bom perfil de segurança [65].
O seu custo é elevado, mas os resultados são bons em alguns doentes, tanto nas formas seropositivas clássicas como nas que apresentam anticorpos anti-MuSK.
A dose proposta é de 375 mg/m2 por semana por perfusão intravenosa, quatro semanas seguidas, ou 1 g duas vezes (com 15 dias de intervalo). A prevenção de uma reação alérgica grave requer um protocolo preventivo de solumedrol e anti-histamínicos antes da injeção de Rituximab. A repetição dos cursos de Rituximab deve ser discutida em função da evolução da doença.
As complicações são raras, mas o tratamento imunossupressor prévio ou concomitante aumenta o risco de infeção oportunista[29].

❖ Etanercept (Enbrel®)

O recetor solúvel de TNF-alfa recombinante FC tem sido por vezes utilizado nesta doença autoimune.
Alguns estudos parecem mostrar eficácia nos sintomas miasténicos, mas o seu número e qualidade são insuficientes [78].

❖ **Ciclosporina (Neoral ®) e Tacrolimus (Prograf®, Advagraf LP®)**
Estas moléculas permitiram melhorar a miastenia refractária a outros tratamentos, mas exigem um acompanhamento atento e a adaptação dos regimes de tratamento devido aos seus efeitos secundários graves [29].

V.3.3. Tratamento das crises miasténicas Imunoterapia de curta duração :

Baseia-se em duas estratégias terapêuticas diferentes: a plasmaférese (ou troca de plasma) e imunoglobulina humana intravenosa (Tegélines®).
No entanto, partilham as mesmas indicações, principalmente o tratamento agudo das fases de exacerbação ou de crise miasténica. Estas duas técnicas podem também ser utilizadas para preparar doentes miasténicos para timectomia ou qualquer outro procedimento cirúrgico [29,49, 64].
Do mesmo modo, a sua utilização no início do tratamento com corticosteróides para prevenir ou limitar as exacerbações induzidas por corticosteróides [37,49,113], e a sua prescrição como monoterapia para doentes raros refractários a todas as outras formas de tratamento, estão entre as indicações possíveis para estes tratamentos imunossupressores de curta duração, que são apoiados por um consenso oficial do NIH (National Institute of Health) que data de 1986 [37,113]. Podem melhorar a força muscular, mas apenas temporariamente, durante algumas semanas: requerem, portanto, a administração de agentes imunomoduladores de longa duração para gerir o fenómeno patológico subjacente [49,51].
Uma vez que estes tratamentos são prescritos e utilizados quase exclusivamente em ambiente hospitalar, não serão aqui desenvolvidos [66]. A PE e a IgIV são igualmente eficazes, mas alguns doentes respondem preferencialmente a uma ou outra destas terapêuticas.

A escolha entre IVIG e PE depende das respectivas contra-indicações e do que o hospital oferece, especialmente para PE.

As dores de cabeça não são invulgares nos doentes com IGIV, durando entre algumas horas e alguns dias e melhorando com analgésicos e repouso. Foram registados casos raros de meningite asséptica. [29]

V.3.3.1 Troca de plasma (PE)

As trocas de plasma permitirão uma eliminação transitória dos anticorpos circulantes, incluindo os anti-RACh [64].
A melhoria ocorre em poucos dias na maioria dos doentes, geralmente após a segunda ou terceira sessão de troca [37,38].
Os níveis de anticorpos descem geralmente 75% após as sessões, mas voltam a subir muito rapidamente, a partir da segunda semana após o fim do tratamento [67]. O número de trocas e o tempo entre elas dependem da gravidade e da resposta: de 2 a 4, em média durante uma a 3 semanas [29].
O benefício clínico nunca dura mais de 4 a 10 semanas [76].

V.3.3.2 Imunoglobulina intravenosa :

Inicialmente utilizadas em muitas doenças auto-imunes, as imunoglobulinas intravenosas têm um mecanismo muito mais complexo [38].
A sua eficácia na melhoria dos sintomas da miastenia foi comprovada num estudo controlado por placebo [119]. O tempo para a melhoria clínica é bastante variável (uma a duas semanas) e pode demorar até 19 dias [37].
A utilização de IVIG foi proposta já em 1984 [79].
Desde então, vários estudos abertos relataram resultados favoráveis utilizando infusões de 0,4 g/kg/d de IgG durante 5 dias [80] (2g/Kg), mas o número de infusões pode ser reduzido para 2 (1g/Kg por infusão).

Os efeitos secundários da IGIV, cerca de 5%, são geralmente ligeiros, mas foram notificados choque anafilático, meningite asséptica e insuficiência renal aguda, devendo ter-se em conta o risco de transmissão de agentes infecciosos.As IGIV estão contra-indicadas em casos de insuficiência renal grave, risco tromboembólico elevado e não controlado e deficiência de IgA.

Os efeitos imunomoduladores da IgIV polivalente dependem de vários mecanismos de ação, que diferem de acordo com a patologia autoimune em questão. A neutralização dos autoanticorpos patogénicos circulantes através da interação autoanticorpo-antiidiótipo é responsável por uma rápida redução do título de autoanticorpos.
A IgIV também contém especificidades de anticorpos dirigidas contra numerosas moléculas de superfície dos linfócitos envolvidas na regulação das respostas imunitárias, o que explica os efeitos a longo prazo da administração de IgIV [66].
Este procedimento cirúrgico faz parte do arsenal terapêutico padrão para a doença autoimune que estamos a estudar, sendo de salientar que o seu efeito não é imediato, podendo o benefício clínico só ser observado vários meses ou mesmo anos depois [37, 40, 49].
Em 15% dos casos, a miastenia gravis está associada a um tumor do timo; esta é a indicação formal para a timectomia; é geralmente um caso de miastenia gravis grave, de início tardio, sem predominância de género. A remoção pode ser complementada por radioterapia ou mesmo quimioterapia, dependendo dos resultados histológicos [64].

V.3.4 Outros tratamentos

-O valor do tratamento psicológico deve ser avaliado em função dos seguintes factores doentes e ao longo da evolução da doença.
Os analgésicos de primeira linha (paracetamol) e a massagem são úteis em caso de dor secundária à fraqueza dos músculos da coluna vertebral, nomeadamente a dor no pescoço causada pela fraqueza dos extensores do pescoço.
- A fisioterapia que envolve o retreinamento e o treino de força está contra-indicada em doentes miasténicos.
- Por outro lado, a retoma progressiva da atividade física (caminhar, andar de bicicleta, etc.) é uma boa ideia.
desejável para combater o efeito de destreinamento da doença [20].

VI. Início prático do tratamento :

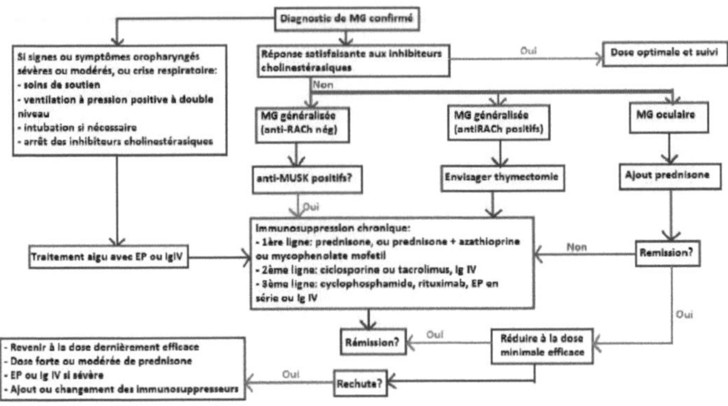

VI.1 Adaptação do tratamento à evolução da doença :

A necessidade de tratamento com anticolinesterásicos pode variar de um período para o outro.
a outra. A dose pode ser reduzida espontaneamente ou após o início do tratamento imunomodulador, ou aumentada em caso de recidiva da miastenia gravis.
As doses devem ser ajustadas para evitar a subdosagem e a sobredosagem, que podem levar à falha do motor.
Em princípio, a terapêutica com corticosteróides só deve ser reduzida quando se obtém uma melhoria significativa (sintomas mínimos de MGFA classe II) e o tratamento com azatioprina ou micofenolatemofetílico só deve ser interrompido após vários anos de controlo satisfatório para limitar o risco de recaída.
De facto, muitos doentes necessitam de tratamento prolongado com corticosteróides e/ou imunossupressores (durante 5 a 10 anos e, em alguns casos, permanentemente).
A miastenia refractária aos tratamentos imunomoduladores de primeira linha deve ser encaminhada para um Centro de Referência.
Será necessário verificar se o doente sofre de miastenia gravis, se a gravidade da doença foi confirmada e se o tratamento anterior foi efectuado corretamente no que diz respeito às moléculas utilizadas, à duração da administração, às horas do dia e à disciplina/conformidade do doente com o tratamento.
Deve procurar-se um fator agravante: medicação contra-indicada, doença autoimune associada.
Em alguns doentes, a EP ou a IgIV regular (mensal) pode ser necessária como tratamento de fundo (se os outros tratamentos forem intolerantes ou ineficazes) [29].

VI.2Acidentes agudos de miastenia :

Trata-se de uma emergência que pode salvar vidas. A função respiratória do doente deve ser preservada.
A gestão do impulso é a seguinte:
-interromper a ingestão de alimentos, mesmo líquidos por via oral, uma vez que existe o risco de dificuldades respiratórias agudas.
-Infusão intravenosa.
-injeção intramuscular ou intravenosa de 1 mg de neostigmina, repetida, se necessário, alguns minutos mais tarde.
-injeção intramuscular de 0,25 mg de atropina para limitar a hipersecreção na boca e nos brônquios favorecida pela prostigmina.
-oxigenoterapia por sonda nasal, máscara ou respirador manual.
-Aspiração de secreções nasofaríngeas.
-transporte médico do doente, o mais rapidamente possível, para um serviço médico reanimação.
-Continuação do tratamento com anticolinesterásicos sob a forma de comprimidos triturados a administrar por sonda gástrica, em doses divididas e moderadas.
Se persistirem dúvidas quanto à natureza da crise miasténica ou colinérgica, é preferível retirar os fármacos anticolinesterásicos, uma vez que o doente está seguro enquanto estiver entubado e ventilado. Se a crise miasténica persistir, pode recorrer-se a :
-ou infusão intravenosa de gamaglobulina na dose de 0,4 g/Kg/24h durante 5 horas dias: esta terapia tem a vantagem da simplicidade e é uma alternativa à
à troca de plasma. Os resultados favoráveis são observados em cerca de 50% dos casos.
-ou a troca de plasma (plasmaférese): que reduz o nível de anticorpos contra os receptores da acetilcolina, sem qualquer correlação formal com a clínica.
São principalmente utilizados nas formas graves, no pré-operatório, antes da oximectomia [20]; cada série compreende 3 a 5 sessões.
Devido à ação temporária das trocas de plasma, é necessário associá-las a um tratamento monossupressor: prednisona (1mg/Kg/24h) isolada ou associada a azatioprina (2mg/Kg/24h).

INFORMAÇÕES PRATICAS

I. Introdução - Questões :

A miastenia gravis (MG) é uma doença autoimune da junção neuromuscular que afecta sobretudo as mulheres jovens e os idosos e cuja incidência tende a aumentar. As remissões e as exacerbações são típicas. A doença é causada por auto-anticorpos dirigidos contra os receptores de acetilcolina ou, mais raramente, contra uma quinase específica do músculo. O principal objetivo terapêutico é a remissão, que é conseguida através da colaboração contínua entre o médico assistente e o doente, e através da combinação de fármacos sintomáticos (anticolinesterásicos) e imunomoduladores/supressores (prednisona e azatioprina), ou mesmo outros tratamentos alternativos.

O diagnóstico da miastenia não é muitas vezes fácil de fazer, dado o polimorfismo clínico que pode assumir, é evocado após um exame clínico cuidadoso, confirmado por uma série de exames complementares, um doseamento dos anticorpos anti-receptores de acetilcolina, uma ENMG que evidencia uma diminuição, uma TAC torácica em busca de um timoma.
Um teste terapêutico com colina anti-esterase confirma o diagnóstico após uma rápida melhoria dos sinais clínicos.

II. Casos clínicos

Relatamos o caso do doente F.F, com 37 anos de idade, natural e residente em Mostaganem, admitido em 13/12/2022 na unidade de cuidados intensivos médicos do Hospital Universitário de Mostaganem para tratamento de dificuldade respiratória aguda.

A doente é casada e tem 3 filhos G3P3, incluindo 2 cesarianas; os seus filhos estão vivos e de boa saúde. Sofre de asma desde 2002, com 2 hospitalizações no serviço de pneumologia, a primeira em 2006 por asma aguda grave e a segunda em 2017 por pneumonia, e uma psoríase concomitante em 2002. Em 2016, por ocasião de um controlo sistemático, foi feito o diagnóstico de micronódulos da tiroide direita, com uma avaliação da tiroide que tinha sido perturbada em várias ocasiões. Epilepsia temporal ativa com esclerose meso-límbica esquerda diagnosticada em abril de 2021 tratada com Lamotrigina 50mg, 1 cp pela manhã e gardenal 100 mg (1 cp e ¼) à noite. Apresentou uma Algie vascular da face em 2021 tratada com sessões de O2.Recentemente em outubro de 2022 foi diagnosticada miastenia.

Descoberta e desenvolvimento das doenças crónicas do paciente:

Começaremos pela descoberta da asma, que teve início em agosto de 2002. A doente apresentava crises de bronquite com tosse seca há mais de 1 mês, com aparecimento de sibilos pulmonares, desconforto respiratório e ortopneia, o que a levou a consultar um pneumologista, Foi-lhe diagnosticada asma brônquica e foi-lhe prescrito um tratamento à base de corticosteróides inalados, broncodilatadores de curta duração, broncodilatadores de longa duração, antibióticos e corticosteróides orais. Foram efectuados testes alergológicos, com resultados fortemente positivos para poeiras e ácaros.

De 2002 a 2017, os sintomas respiratórios foram marcados por dois internamentos no serviço de pneumologia do CHU Oran. O primeiro foi em 2006, durante 5 dias, por asma aguda grave, tratada com corticosteróides orais Celestenecomprimido durante 1 mês, que provocou efeitos secundários como acne facial e aumento de peso de 20 kg, levando o doente a interromper abruptamente o tratamento. O segundo foi em 2017, durante 15 dias, devido a uma pneumonia adquirida na comunidade, tratada com antibióticos e corticosteróides.

Em 2013, a sua primeira gravidez foi uma gravidez gemelar difícil, com EUS de um dos dois fetos e sobrevivência do segundo com um parto distócico que exigiu a utilização de fórceps. No pós-parto, a doente apresentou astenia significativa e agravamento do seu estado asmático.

Em 2016, deu à luz o seu segundo filho após uma gravidez difícil. Foi submetida a uma cesariana sob anestesia geral. A nossa paciente deu à luz um recém-nascido com fenda palatina. No pós-operatório, sentiu sonolência durante 48 horas, seguida de tonturas, fadiga muscular e incapacidade de se manter de pé durante uma semana. Posteriormente, a nossa doente começou a apresentar ausências diurnas com amnésia, fadiga muscular aos esforços e ptose unilateral, inicialmente, e depois bilateral.

Perante esta sintomatologia, foi feito o diagnóstico de depressão pós-parto e a doente foi medicada com um antidepressivo Depretine 20 mg por dia e um benzodiazepínico kietyl, tratamento que se manteve durante 1 ano, apesar do agravamento dos sinais neurológicos (fadiga muscular e ptose). A diminuição da acuidade visual ao fim do dia levou os médicos a encaminhar o doente para um oftalmologista, que lhe prescreveu lentes de correção.

A melhoria dos sinais respiratórios e neurológicos provocada pela terapêutica com corticosteróides prescrita para o tratamento da asma levou a doente a automedicar-se com este medicamento.

Em 2019, a terceira gravidez foi mais difícil do que as anteriores, exigindo 9 meses de baixa. Nossa paciente foi submetida a uma cesariana realizada sob raquianestesia. No pós-parto imediato, apresentou crises tónico-clónicas generalizadas tratadas com benzodiazepina, com fadiga muscular intensa e incapacidade de se manter de pé.

Durante o mesmo ano, os sintomas neurológicos progrediram de forma constante, com fadiga muscular aos esforços e limitação das actividades diárias, dificuldade em falar, voz nasalada, ptose e perturbações visuais com períodos de remissão.

Em abril de 2021, o doente apresentou uma convulsão tónico-clónica generalizada, tratada de urgência com valium IV, o que levou a um EEGobjectivo de epilepsia temporal ativa e a uma RM cerebral que revelou esclerose hipocampal direita.

O doente começou a tomar tegretol 400 mg, que foi substituído por Keppra 500 mg e depois 750 mg devido a uma reação alérgica e ao desenvolvimento de psoríase invertida após a administração deste tratamento.

A doença epilética agravou-se cada vez mais com um aumento da frequência das ausências, o aparecimento de mioclonias dos membros superiores e inferiores com automatismos palpebrais (pestanejar) com uma frequência de 8 crises por dia. Esta sintomatologia foi estabilizada em abril de 2022 com lamotrigina 50 mg e gardenal 100 mg.

Em maio de 2022, o doente foi diagnosticado com dor vascular facial e tratado com sessões de oxigenoterapia de 15 minutos.

No final de agosto de 2022, a doente apresentou um quadro gripal, com agravamento dos sinais neurológicos, aumento da duração das ausências para mais de uma hora, agravamento da fadiga muscular, voz nasalada, ptose, diplopia e aparecimento de falsas vias, o que levou o seu médico de família a encaminhá-la para o serviço de neurologia do CHUOran. Perante este quadro, suspeitou-se do diagnóstico de miastenia, o que justificou a realização do teste de neostigmina, que deu resultado positivo com uma melhoria espetacular dos sintomas.

Foi pedida uma ENMG que revelou um bloqueio pós-sináptico a favor de uma síndrome miasténica com lesão miogénica. Perante estes argumentos clínicos e paraclínicos, foi feito o diagnóstico de miastenia em estádio IIa de Osserman e foi administrado tratamento com mestinon 60 mg cp de 8 em 8 horas, com aumento gradual da dose até à dose máxima: 1cp/ 4 h em novembro de 2022.

A resposta ao tratamento foi insuficiente. As investigações foram completadas por uma TAC torácica em busca de um timoma, que não revelou qualquer particularidade, e por uma pesquisa de anticorpos anti-RAC, que foi negativa.

Admissão nos cuidados intensivos

Em 13/12/2022, o paciente foi encaminhado para a unidade de cuidados intensivos do Hospital Universitário de Mostaganem através do departamento de neurologia para tratamento de uma crise miasténica com dificuldade respiratória aguda e problemas de deglutição.

Na admissão, o doente encontrava-se consciente e não colaborante, com um score de 14/15 GS, fala arrastada e ptose bilateral. Estado hemodinâmico e respiratório: TA 125/65, taquicardia a 112 batimentos por minuto, polipneia a 23 ciclos por minuto, SpO2 91%, apirético a 37.1°C, a auscultação pulmonar revelou estertores sibilantes difusos bilaterais, com psoríase invertida (pregas inguinais) no exame cutâneo.

O doente foi admitido no hospital com monitorização de : PA ECG FC FR SpO2, oxigenoterapia 6 litros, antibioticoterapia à base de Augmentin3g/d, solumedrol 40 mg IV, nebulização com salbutamol, regime de reidratação, lovenox 0,4 /24 h com manutenção do seu tratamento per os: Mestinon 60 mg / 4h com Gardenal e lamotrigina.

Suspeitou-se de descompensação da miastenia, tendo sido indicada imunoglobulina intravenosa. O doente não as recebeu por não estarem disponíveis.

A evolução durante a hospitalização é descrita em pormenor nos parágrafos seguintes.

- **A semana de 13 de dezembro de 2022 a 18 de dezembro de 2022 :**

Durante esta semana, teve várias crises convulsivas (mais de 10 crises / 24 h) do tipo epilepsia parcial complexa (ausência + miocolonias dos membros superiores e inferiores esquerdos e automatismos palpebrais tipo pestanejo) com duração inferior a 2 min. A doente continuava miasténica, com incapacidade de manter a cabeça erguida e lentidão da fala. O regime anti-acetilcolinesterase da doente foi alterado para mestinon 60mg às 7h/11h/3h/00h, com mestinon LP 180mg administrado às 17h. Os exames biológicos foram normais.

Os sintomas respiratórios melhoraram, com desaparecimento dos sibilantes pulmonares e saturação de 95% em ar ambiente.

- **A semana de 19 de dezembro de 2022 a 25 de dezembro de 2022 :**

Dada a elevada frequência de crises convulsivas, o doente foi transportado pela equipa do Serviço de Urgência de Mostaganem para o Serviço de Psiquiatria do Hospital Universitário de Mostaganem para a realização de um EEG intercrítico, que não revelou particularidades.

No dia 20 de dezembro de 2022, o estado da doente melhorou, com capacidade de manter a cabeça direita, bom tónus muscular, mobilização dos membros superiores com peso nos membros inferiores, mas esta sintomatologia foi substituída por ptose e fadiga muscular ao fim do dia. Uma segunda pesquisa de anticorpos anti-RAC e anti-Musket foi negativa (< 0,1 e < 0,18), os níveis de cortisol às 8 horas eram normais, os electrólitos (Ca+, Na+, K+) eram normais e as provas de função tiroideia eram normais.

Foi pedida uma consulta de medicina interna e suspeitou-se de uma polioendocrinopatia autoimune, tendo sido solicitados os seguintes exames: hemograma, pesquisa de IgE específica, imuno-eletroforese de proteínas séricas, TSH, anti-TPO, anti-tiroglubulina, ANCA, cortisolémia, teste de synacthen e uma amostra para centrifugação.

Em 22 de dezembro de 2022, as imunoglobulinas foram finalmente disponibilizadas e o tratamento foi iniciado com uma dose de 0,4 g/kg/dia, ou seja, um total de 30 g por dia, em 3 frascos de 10 mg com uma duração de 2 horas cada. 3 dias após o início deste tratamento, o doente apresentou efeitos adversos como dor de cabeça, picos de febre, náuseas, vómitos, dor anginosa, gosto metálico na boca, dispneia com dor torácica, o que justificou a redução da dose para 20g/dia, permitindo uma melhor tolerância ao tratamento.

- **A semana de 26 de dezembro de 2022 a 30 de dezembro de 2022** :

Após um curso de imunoglobulina com duração de 06 dias, houve uma melhora acentuada do quadro neurológico, estando a paciente consciente e cooperativa, com fala fluente, sem ptose e com redução da intensidade da fadiga muscular.

Teve alta a 05-01-2023, com tratamento de alta: Mestinon 60 mg 7h 11 h 15 h 21 h 00 h MestionLp 180 mg Lamotrigina 50 mg 1 cp de manhã Gardenal 100 mg 1cp e ¼

2 semanas após a alta, o doente apresentou inchaço abdominal, diarreia profusa, hiper-salivação e sudorese. Foi feito o diagnóstico de síndrome colinérgico, tratado com atropina, e efectuado reajuste terapêutico, Mestinon LP de manhã às 7h, Mestinon 60 mg às 15h e 20h. Este reajustamento permitiu a regressão dos sinais.

III. Discussão:

Este caso é muito interessante e permitiu-nos desenvolver vários capítulos relativos a esta patologia.

Em resumo, relatamos o caso de uma mulher de 37 anos que começou a apresentar sinais de miastenia em 2016 e só foi diagnosticada no final de 2022, um total de 07 anos após o início dos sintomas.

Trata-se de uma doença neuromuscular crónica potencialmente grave, de origem autoimune, que pode ser fatal nas formas avançadas com envolvimento respiratório. No início, manifesta-se frequentemente por sinais oftalmológicos flutuantes e reversíveis, como ptoses, diplopia e turvação visual, sobretudo ao fim do dia ou durante o esforço, que são consistentes com os sinais do nosso doente.

O diagnóstico foi efectuado 7 anos após o início dos sinais, na fase de fadiga muscular generalizada com sinais bulbares e respiratórios, correspondendo ao estádio IIa da classificação de Osserman.

1. Diagnóstico da miastenia :

O diagnóstico positivo foi efectuado em 2022 com base numa série de argumentos clínicos e para-clínicos:

- A presença de sinais e sintomas sugestivos desde 2016: diplopia, turvação visual, ptose, sem anomalia pupilar, perturbações bulbares (voz nasal, falsas vias, perturbações motoras mastigatórias e/ou linguais), fraqueza e fadiga dos membros e dos músculos cervicais (incapacidade de segurar a cabeça sozinho); a natureza exclusivamente muscular (sem perturbações sensoriais, sem lesões neurológicas centrais ou periféricas, sem sinais de disautonomia).

-Agravamento pelo esforço (por exemplo, nasalação após uma longa discussão). Os outros factores de agravamento neste caso foram: tratamento antidepressivo, tratamento antiepilético, gravidez e pós-parto, episódios infecciosos, etc.

- Uma cronologia específica com variabilidade dos sintomas: flutuantes durante o dia (aumentam à noite ou durante o exercício físico), ou fazem parte de um surto inesperado, correspondendo a um agravamento da doença durante um período de várias semanas a vários meses.
- Exames complementares: ENMG em outubro de 2022: mostrou uma diminuição e um bloqueio pós-sináptico a favor de uma síndrome miasténica com danos miogénicos. A TAC cervical não revelou qualquer timoma.
- A resposta foi favorável aos agentes anti-colinesterase
- Anticorpo ani ACH negativo anti Musk negativo concluiu miastenia seronegativa.

2. Miastenia seronegativa :

Os anticorpos anti-acetilcolina são positivos em 85% dos doentes com miastenia generalizada[**11**].

No entanto, no nosso caso, a miastenia é seronegativa, como demonstram os ensaios de anticorpos (anti Rach/antiMusk repetidos duas vezes com um intervalo de 4 meses). Falamos de miastenia seronegativa se os anticorpos anti-recetor de acetilcolina forem negativos, envolvendo outros anticorpos, trata-se de miastenia associada a anticorpos anti-MuSK, antiRACh de baixa afinidade e anti-LRP4.

A miastenia seronegativa anti-MuSK caracteriza-se por uma elevada preponderância de mulheres de todas as idades, miastenia generalizada, de gravidade acentuada com envolvimento bulbar e respiratório significativo, necessitando de tratamento imunossupressor, associada a involução tímica, ou ausência de timoma. A resposta dececionante aos fármacos anticolinesterásicos e a frequente negatividade da exploração electroneuromiográfica (ausência de decremento) complicam o diagnóstico[**10**].

As miastenias associadas a anticorpos anti-RACh e anti-LRP4 de baixa afinidade são semelhantes às da miastenia clássica com anticorpos anti-RACh: predominantemente femininas, geralmente envolvidas em formas generalizadas[**10**].

Em 40% das miastenias generalizadas sem anti-RACh, são detectados anticorpos dirigidos contra outra molécula anti-MuSK pós-sináptica. Para a miastenia generalizada sem anticorpos anti-RACh ou anti-MuSK, conhecida como miastenia seronegativa, foram recentemente descritas duas categorias de anticorpos utilizando técnicas de imunomarcação em células HEK (rim embrionário humano): anticorpos anti-RACh de baixa afinidade e anticorpos anti-LRP4 (LRP4 é o recetor da agrina, que ativa a MuSK). Os ensaios para estes anticorpos ainda não estão disponíveis por rotina[**10**].

3. Crise miasténica :

O curso da miastenia é marcado, na maioria dos casos, por episódios de agravamento dos défices, especialmente durante os primeiros anos da doença, em que ocorrem frequentemente episódios de exacerbação, que podem ser graves e exigir cuidados intensivos.

A classificação clínica da Myasthenia Gravis Foundation of America (MGFA) tem como objetivo identificar subgrupos de MG com diferentes sinais clínicos ou gravidade: [11]

- Classe I: défice dos músculos oculares. Pode haver fraqueza da oclusão dos olhos. A força de todos os outros músculos é normal;
- Classe II: défice discreto de outros músculos para além dos músculos oculares. Pode apresentar défices dos músculos oculares de qualquer gravidade:
  - IIa: afecta predominantemente os músculos dos membros ou axiais ;
  - IIb: afecta predominantemente os músculos orofaríngeos ou respiratórios;
- Classe III: défice moderado de outros músculos para além dos músculos oculares. Pode apresentar um défice dos músculos oculares de qualquer gravidade:
  - IIIa: afecta predominantemente os músculos dos membros ou axiais;
  - IIIb: afecta predominantemente os músculos orofaríngeos ou respiratórios;
- Classe IV: défice grave de outros músculos para além dos músculos oculares. Pode apresentar um défice dos músculos oculares de qualquer gravidade:
- IVa: afecta predominantemente os músculos dos membros ou axiais;
- IVb: afecta predominantemente os músculos orofaríngeos ou respiratórios
- Classe V: necessidade de intubação.

Alguns acontecimentos que podem ter favorecido o aparecimento da descompensação miasténica são dignos de menção:**[12]**

- Cirurgia, nomeadamente se tiverem sido utilizados curares. Foram observadas crises miasténicas após a remoção de um timoma que parecia isolado no pré-operatório (15 a 20% das miastenias são acompanhadas por um tumor tímico);
- As infecções, como a pneumonia, que são frequentemente a causa da descompensação miasténica, podem também ser uma consequência da inalação;
- A utilização de tratamentos susceptíveis de alterar a transmissão neuromuscular. Muitos fármacos foram incriminados, com diferentes graus de evidência de causalidade: cardiotrópicos (beta-bloqueadores, bloqueadores dos canais de cálcio, antiarrítmicos de classe 1), antibióticos (aminoglicosídeos, polimixinas, ciclinas

injectáveis, telitromicina, fluoroquinolonas), antimaláricos (quinino e medicamentos afins), antiepilépticos (fenitoína, carbamazepina), neurolépticos, toxina botulínica, produtos de contraste iodados, etc.

- Durante a gravidez, os períodos mais críticos são o primeiro trimestre e, sobretudo, o período pós-parto.

O doente apresentava sinais de crise miasténica grave com dificuldade respiratória aguda, dificuldade de deglutição e défice motor generalizado classificado como III b na MGFA, necessitando de reanimação.

4. Miastenia gravis e gravidez:

A gravidez foi sempre um fator revelador e agravante da doença, tendo sido realizados vários estudos sobre o desenvolvimento da miastenia durante a gravidez, o parto e o período pós-parto.

A evolução da miastenia é variável e imprevisível durante a gravidez, esta foi a conclusão de um estudo publicado pela (CAMBRIDGE UNIVERSITY PRESS ON BEHALF OF THE CANADIAN JOURNAL OF NEUROLOGICAL SCIENCES), que foi realizado em 20 mulheres miasténicas, com um total de 28 gravidezes durante o período de 2001 a 2019 . O agravamento do estado de saúde das mulheres foi observado em 50% dos casos, 18% durante a gravidez, 25% após o parto e 7% nos dois períodos anteriores. **[2]**

Table 1: Demographic data on patients with MG and pregnancy

Twenty-eight pregnancies in 20 women	2001-2019
Generalized MG	20 (100)
AChRAb	13 (77)
MuSK	1 (8)
Mean age at the first pregnancy (Y)	29.7 ± 5.7
Mean duration MG (Y)	5.7 ± 5.9
MG worse	16 (57)
MG worse during pregnancy	7 (25)
MG worsening during pregnancy when duration < 2Y	5 (71)
Odds ratio of getting worse with < 2Y MG duration	3.43:1
MG worse after delivery	9 (32)
MG worse when immunosuppression stopped	3 (100)
Onset MG during pregnancy	1 (5)
Onset MG following delivery	1 (5)

AChRAb = acetylcholine receptor antibody; MuSK = muscle specific kinase antibody, Y = years.
Data are given as *n* (%) or as means ± standard deviation.

Um outro estudo, publicado em março de 2018, realizado num grupo de 09 mulheres miasténicas com idades compreendidas entre os 24 e os 35 anos, intitulado Myasthenia and pregnancy (Miastenia e gravidez), constatou que 56% das mulheres pioraram o seu estado durante a gravidez, enquanto 44% permaneceram estáveis, sem qualquer melhoria observada. No pós-parto, 22% pioraram, 78% permaneceram estáveis, sem qualquer melhoria registada. **[3]**

Um terceiro estudo, baseado numa análise retrospetiva dos processos de 100 doentes tratados por miastenia autoimune entre 1994 e 2003 nos serviços de neurologia do CHRU de Lille, concluiu que 26% dos doentes tinham piorado, ou seja, 71,4% durante o 1º trimestre, 59,2% estavam estáveis e 4,8% tinham melhorado. **[4]**

Tableau V. – Évolution de la myasthénie auto-immune chez les patientes qui ont mené leur grossesse à terme.
Evolution of myasthenia gravis in patients who completed pregnancy.

Évolution de la MAI (n = 27)	Nombre	Pourcentage
Durant la grossesse :		
– amélioration	4	14,8
– stabilisation	16	59,2
– aggravation	7	26
Durant le post-partum :		
– amélioration	2	7,4
– stabilisation	21	77,8
– aggravation	4	14,8

n : nombre de grossesses menées à terme.

Tableau VI. – Modalités des accouchements.
Mode of deliveries.

Paramètres	Nombre (n = 27)	Pourcentage
Voies basses sans forceps	14	52
Voies basses avec forceps	6	22
Césarienne	7	26
Péridurale	18	66,7
Induction du travail (ocytociques)*	10	50
Complications	0	0

*n : nombre de grossesses menées à terme ; * : réalisée sur les accouchements par voies basses.*

Relativamente aos métodos de parto, a anestesia epidural foi utilizada em 66,7% das doentes, 30% necessitaram de manobra instrumental com fórceps após trabalho de parto prolongado e a injeção de ocitocina em 50% das doentes, tendo 26% das cesarianas sido indicadas por motivos puramente obstétricos e não relacionados com o agravamento da miastenia gravis.

No período pós-parto, 4 das 27 pacientes pioraram o seu estado, com uma única morte 1 mês após o parto em consequência de descompensação respiratória.

A conclusão de todos estes estudos confirma o carácter imprevisível da evolução da miastenia durante a gravidez. [**4**]

5. Miastenia e epilepsia :

A associação de miastenia e epilepsia é excecional. A incidência de epilepsia é 5 a 7 vezes superior nos miasténicos do que na população em geral. A miastenia está frequentemente associada a outras doenças, a maioria das quais tem uma origem imunológica; mas no caso da miastenia e da epilepsia, as hipóteses que explicam esta associação são ainda incertas. [**5**] ,

Para Osserman1958, a associação é tão excecional como fortuita; para alguns, existe uma relação entre as duas, na medida em que a miastenia é mais frequente nos epilépticos do que na população em geral, de acordo com vários estudos. De facto, Hoefer et al. (1958) relataram oito casos de tal associação num total de 180 miasténicos, representando uma frequência de 5% (6). Rodriguez et al (1983) relataram 4 pacientes com epilepsia associada numa série de 149 pacientes com miastenia juvenil**[7]**. Badurska et al (1991) encontraram 8 epilépticos entre 119 crianças miasténicas, ou seja, 7%**[8]**.

A ação dos fármacos anti-epilépticos sobre a miastenia é bastante evidente, como no caso das diazepinas ou da carbamazepina; um exemplo de um caso foi relatado por Peterson em 1966, tratado para o pequeno mal com trimetadiona desenvolveu uma síndrome miasteniforme com anticorpos anti-nucleares e anti-músculo positivos[9]. Por outro lado, os antimiasténicos têm pouco efeito sobre a epilepsia, mas a plasmaferese, reconhecida como um tratamento eficaz para a miastenia, reduz significativamente a concentração de fenitoína e pode levar a convulsões.

A associação de miastenia e epilepsia é rara, se não excecional. A epilepsia é mais frequente nos miasténicos do que na população em geral. Isto significa que deve ser feita uma escolha de tratamento para evitar o agravamento de qualquer uma das doenças. O mecanismo ainda não é conhecido.

6. Tratamento da miastenia :

O nosso doente recebeu tratamento sintomático, tratamento de crise e tratamento de fundo.

- Tratamento sintomático :

Os fármacos anticolinesterásicos constituem a base do tratamento sintomático da doença. A sua utilização na miastenia foi introduzida por Mary Walker em 1934, depois de ter observado uma analogia entre os sintomas miasténicos e os do envenenamento por curare sensível à fisostigmina (Walker, 1934).(13) Ao inibirem reversivelmente a hidrólise enzimática da ACh na fenda sináptica, os agentes anticolinesterásicos prolongam a ação do neurotransmissor e aumentam assim o número das suas interacções com o RACh remanescente. **[14]**

Estão disponíveis dois agentes anticolinesterásicos orais: o brometo de piridostigmina (Mestinon1) e o cloreto de ambenónio (Mytelase1). Com um início de ação de 30 minutos, a duração do efeito é de aproximadamente quatro horas. O pico da concentração plasmática da piridostigmina é retardado se forem ingeridos alimentos ao mesmo tempo. Na prática, a titulação dos anticolinesterásicos é progressiva, com doses únicas administradas meia hora antes das refeições e com um intervalo mínimo de quatro horas.

Não existe qualquer vantagem na combinação de dois agentes anticolinesterásicos. O Mestinon1 tem um perfil de efeitos secundários mais favorável. Os efeitos adversos muscarínicos (cólicas intestinais, diarreia, hipersecreção brônquica, sudação) podem ser reduzidos pela utilização concomitante de uma atropina. Doses superiores a 480 mg por 24 horas de piridostigmina ou 60 mg por 24 horas de ambenónio comportam o risco de sobredosagem colinérgica. Os doentes com sintomas de vigília podem beneficiar da toma da forma de libertação retardada de Mestinon1 (180 mg) ao deitar, que está disponível ao abrigo de uma autorização temporária de utilização. [13]

- **Tratamento da crise :**

A imunoterapia de curta duração baseia-se em duas modalidades terapêuticas: a troca de plasma (PE) e a imunoglobulina intravenosa (IVIG). A PE e a IgIV partilham a mesma indicação, nomeadamente o controlo a curto prazo de recaídas e ataques graves.

A PE actua purificando transitoriamente os anticorpos em circulação. As modalidades práticas de realização da EP (frequência e número de sessões, volume trocado em cada sessão) não foram codificadas. Na prática, são geralmente efectuadas três sessões de EP durante os primeiros dias, após as quais a atitude do doente é largamente orientada pela resposta clínica e pela tolerância.

O mecanismo de ação da IgIV é mais complexo e multifatorial. O modo de administração (dose total, duração do tratamento) varia de centro para centro, indo de 2 g/kg administrados ao longo de cinco dias a 1 g/kg administrado ao longo de um dia. Um estudo aleatório mostrou eficácia e tolerância equivalentes para dois protocolos (1 g/kg administrado num dia ou 2 g/kg administrado em dois dias).

A PE e a IgIV têm uma eficácia comparável no tratamento das recaídas, com uma taxa mais baixa de efeitos adversos para a IgIV. O seu início de ação é também comparável, com uma duração de cerca de alguns dias. No estudo efectuado, a percentagem de respondedores à PE ou à IVIG não ultrapassou os 50-60%. A ineficácia de uma técnica não prejudica o efeito da outra no mesmo doente. Na prática, a escolha entre estas duas técnicas é essencialmente orientada pelas contra-indicações (nomeadamente infecciosas para a EP, renais para a IGIV) e pelas condições de aplicação (acesso venoso, disponibilidade, custo). O efeito da PE e da IGIV dura apenas algumas semanas, o que obriga à utilização simultânea de um tratamento de fundo.

A IgIV a longo prazo (cursos mensais, por exemplo) é por vezes utilizada com sucesso, quer como monoterapia em doentes previamente timectomizados, quer como treino suplementar em certas formas graves refractárias de miastenia gravis.

As reacções adversas à imunoglobulina humana normal incluem (por ordem decrescente de frequência)

- Arrepios, dores de cabeça, tonturas, febre, vómitos, reacções alérgicas, náuseas, artralgia, tensão arterial baixa e dores lombares moderadas.
- Reacções hemolíticas reversíveis; particularmente em doentes com grupo sanguíneo A, B ou AB, e (raramente) anemia hemolítica que requer transfusão.
- Raramente, uma queda súbita da pressão arterial e, em casos isolados, choque anafilático, mesmo que o doente não tenha tido uma reação de hipersensibilidade durante a administração anterior.
- (Raramente) reacções cutâneas transitórias (incluindo lúpus eritematoso cutâneo - frequência indeterminada).
- (muito raramente) reacções tromboembólicas como enfarte do miocárdio, acidente vascular cerebral, embolia pulmonar, trombose venosa profunda.
- Meningite asséptica reversível.
- Casos de aumento dos níveis de creatinina sérica e/ou início de insuficiência renal aguda.
- Casos de lesão pulmonar aguda relacionada com a transfusão (TRALI) [16].

- **Tratamento de fundo :**

A terapêutica com corticosteróides é o mais antigo e mais difundido dos tratamentos modificadores da doença utilizados na miastenia. É amplamente reconhecida como eficaz, melhorando pelo menos 80% dos doentes. O início da ação é rápido (duas a quatro semanas em média) e o benefício máximo é alcançado em média em cinco a seis meses. Quando são introduzidos corticosteróides, existe o risco de um agravamento inicial transitório da doença, que pode mesmo levar a uma crise miasténica. Numa série de 116 doentes tratados com prednisona 1 mg/kg por dia, foi observado um agravamento transitório em 48% dos indivíduos. Surgiu, em média, após 4,2 dias de tratamento (extremos: 1-17 dias) e a entubação revelou-se necessária em 10 doentes (8,6%). Para limitar este risco, os doentes com miastenia gravis generalizada devem ser progressivamente introduzidos no tratamento hospitalar (Seybold e Drachmann, 1974). Se a situação o exigir, o tratamento pode ser iniciado com a dose inicial máxima, com EP ou IVIG. A dose inicial habitual é de 1 mg/kg por dia. Só se prevê uma redução gradual da dose quando se registar uma clara melhoria clínica. Nem sempre é possível efetuar uma suspensão total. Na série de Pascuzzi et al (1984), apenas 14% dos doentes conseguiram interromper a terapêutica com corticosteróides. A frequência e a importância dos efeitos secundários (aumento de peso, diabetes, hipertensão arterial, cataratas, osteoporose, problemas psicológicos, etc.) são as principais limitações deste tratamento. Numa série de 100 doentes seguidos entre 1985 e 1989, as complicações da terapêutica com corticosteróides ocorreram em 65% dos casos e levaram à sua interrupção em 10% dos casos (Beekman et al., 1997).

- **Imunossupressor:** Estudos retrospectivos indicam que a azatioprina (AZA) melhora 70-90% dos doentes miasténicos: a AZA é o primeiro imunossupressor com um efeito comprovado de poupança de cortisona. Os doentes que receberam AZA tiveram menos recaídas, remissões mais longas e menos efeitos secundários. Recomenda-se a monitorização regular dos hemogramas e das enzimas hepáticas durante todo o tratamento. A AZA é prescrita numa dose inicial de 2 a 3 mg/kg por dia, mantida durante 12 a 18 meses. Devido ao risco de recaída quando o tratamento é interrompido, deve ser continuado numa dose decrescente durante pelo menos cinco anos. Pode ser reintroduzida em caso de recaída. Os outros agentes imunossupressores que demonstraram ser eficazes na miastenia são a ciclosporina isolada ou em combinação com corticosteróides, e a ciclofosfamida em combinação com corticosteróides. Devido aos seus efeitos secundários mais graves e às precauções necessárias para a sua utilização, estes imunossupressores estão reservados para os doentes refractários ou intolerantes às terapêuticas convencionais (prednisona e/ou AZA). Vários estudos observacionais relataram a eficácia e a boa tolerabilidade do rituximab na miastenia generalizada refractária, independentemente do seu estado[15].

Estratégia terapêutica: Rev Med Suisse 2007; [17]

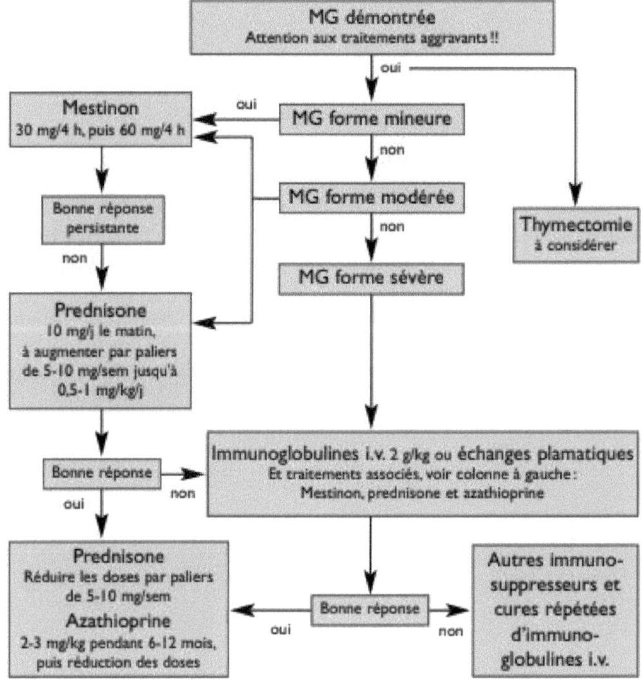

Conclusão:

A miastenia autoimune (miastenia gravis) é uma doença rara da junção neuromuscular, que resulta em fraqueza muscular, estando frequentemente envolvidos vários músculos. Ocorre em qualquer idade e afecta principalmente adultos com menos de 40 anos, com predominância de mulheres. Até à data, não existe uma cura definitiva para a miastenia gravis. No entanto, são utilizados vários medicamentos para reduzir os sintomas e prevenir complicações. Na maioria dos casos, o tratamento permite aos doentes levar uma vida normal, e a maior parte deles consegue levar uma vida praticamente normal. Graças ao tratamento, a mortalidade diminuiu drasticamente e tornou-se excecional nos últimos anos.

Apêndices :

Apêndice 01: Avaliação clínica

1) **Pontuação motora (pontuação de Garches) máximo de 100 pontos [20].**

-Membros superiores estendidos horizontalmente em anteposição:

Por 150 segundos 15 pontos.
Por 100 segundos 10 pontos.
Durante 50 segundos, 5 pontos.

-Membros inferiores: doente em posição supina, coxas fletidas a 90° sobre a bacia, pernas a 90° em relação às coxas :

Durante 75 segundos, 15 pontos.
Durante 50 segundos, 10 pontos.
Durante 25 segundos, 5 pontos.

-Flexão da cabeça com o doente em posição supina:

Contra a resistência 10 pontos.
Sem resistência de 5 pontos.
Impossível 0 pontos.
-de deitado a sentado :

Sem a ajuda de apenas 10 pontos.
Com a ajuda de apenas 5 pontos.
Impossível 0 pontos.

-oculomotricidade extrínseca :

Normal 10 pontos.
Ptose isolada 5 pontos.
Diplopia 0 pontos.

-Oclusão palpebral :

Completar 10 pontos.
Incompleto 5 pontos.
Empates 0 pontos.

-mastigação :

Normal 10 pontos.
Reduzido em 5 pontos.
Empates 0 pontos.

-deglutição :

Normal 10 pontos.

Reduzido em 5 pontos.
Empates 0 pontos.

-fonação :

Voz normal 10 pontos.
Voz nasal 5 pontos.
Aphonia 0 pontos.

2) Pontuação da atividade diária (nos últimos 8 dias)[29].
Um questionário sobre as actividades da vida diária, composto por oito itens, é fácil e prático de preencher.
foi recentemente validado:
Elocução: normal 0 / nasal intermitente 1 / permanente 2 / disartria grave impedindo-os de serem compreendidos 3

Mastigação: normal 0 / cansaço com alimentos sólidos 1/ cansaço com alimentos semi-sólidos 2 / sonda nasogástrica 3

Deglutição: normal 0 / problemas episódicos 1 / problemas frequentes que requerem uma mudança de dieta 2 / sonda nasogástrica 3

Respiração: normal 0/dispneia de esforço 1/dispneia de repouso 2/ventilação 3

Dificuldade em escovar os dentes ou pentear o cabelo: nenhuma 0 / esforço mas sem requerer repouso 1 / repouso necessário 2 / não pode efetuar nenhuma destas acções 3

Dificuldade em levantar-se de uma cadeira: nenhuma 0 / por vezes precisa de ajuda dos braços 1 / precisa sempre de ajuda dos braços 2 / precisa de assistência 3

Diplopia: nenhuma 0 / episódica mas não diária 1 / episódica mas não diária diário 2 / permanente 3

Ptose: nenhuma 0 / episódica mas não diária 1 / episódica mas diária 2 / permanente 3

Máximo 24

Apêndice 02: Classificação da gravidade da miastenia gravis
A-classificação de MGFA [29, 66]
A classificação clínica da Myasthenia Gravis Foundation of America (MGFA) foi concebido para identificar subgrupos de MG com diferentes sinais clínicos ou gravidade:
- classe I: défice dos músculos oculares. Pode haver fraqueza da oclusão dos olhos. A força de todos os outros músculos é normal;
- classe II: défice discreto de outros músculos para além dos músculos oculares. Pode apresentar défices dos músculos oculares de qualquer gravidade:
- IIa: afecta predominantemente os músculos dos membros ou axiais ;
- IIb: afecta predominantemente os músculos orofaríngeos ou respiratórios;
- classe III: défice moderado de outros músculos para além dos músculos oculares. Pode apresentar um défice dos músculos oculares de qualquer gravidade:

- IIIa: afecta predominantemente os músculos dos membros ou axiais ;
- IIIb: afecta predominantemente os músculos orofaríngeos ou respiratórios;
- classe IV: défice grave de outros músculos para além dos músculos oculares. Pode apresentar um défice dos músculos oculares de qualquer gravidade:
- IVa: afecta predominantemente os músculos dos membros ou axiais;
- IVb: afecta predominantemente os músculos orofaríngeos ou respiratórios;
- classe V: necessidade de intubação. A necessidade de uma sonda gástrica, por si só, coloca o doente na classe IV.

B- Estado pós-intervenção da MGFA [29]

- **Remissão completa estável:** ausência de sinais ou sintomas de miastenia durante pelo menos um ano, sem tratamento.

Exame: sem fraqueza, aceitável fraqueza isolada das pálpebras

-**Remissão farmacológica:** igual a 1, exceto no que diz respeito à continuação do tratamento

- **Manifestação mínima: O** doente não apresenta sintomas de uma limitação.
devido a miastenia, mas tem algumas fraquezas no exame para
alguns músculos
- **Melhoria**: Uma redução substancial dos sintomas observados antes do tratamento, ou uma redução substancial e duradoura no tratamento da miastenia gravis.
- **Inalterado:** Nenhuma alteração substancial nas manifestações clínicas
presente antes do tratamento ou redução no tratamento da miastenia gravis
- **Agravamento:** Aumento substancial das manifestações clínicas observadas antes do tratamento ou aumento dos tratamentos para a miastenia gravis.
- **Recaída:** O doente preencheu os critérios de remissão completa estável, remissão farmacológica ou manifestações mínimas, mas subsequentemente desenvolve sinais clínicos mais significativos do que os permitidos por estes critérios.

A- Classificação de Osserman [20, 42].

Esta classificação, modificada por Genkins, foi atualmente abandonada devido à sua imprecisão [51]. Podem distinguir-se quatro formas:

-Grupo I: miastenia ocular isolada [106] (ptose, diplopia).

-Grupo II A: miastenia gravis generalizada ligeira (moderada) com sinais oculares e nas extremidades, sem sinais bulbares significativos

-Grupo II B: miastenia generalizada de gravidade moderada, com envolvimento moderado dos músculos bulbares e/ou oculomotores, envolvimento variável dos músculos dos membros, sem convulsões.

-Grupo III: miastenia gravis generalizada fulminante, aguda e grave, com complicações devidas à gravidade da lesão dos músculos bulbares e respiratórios, com necessidade de traqueostomia.

Grupo IV: miastenia gravis generalizada de início tardio com sinais bulbares e convulsões, que é frequentemente o ponto final no prazo de 2 anos de uma miastenia classificada nos outros grupos.

BIBLIOGRAFIA:

[1] N Satkunam, ZA Siddiqi, D Vethanayagam. Asma grave associada a miastenia gravis. Can Respir J 2014;21(1):e1-e3.

[2] Miastenia Gravis e Gravidez: Experiência do Centro de Especialidade de Toronto Mohammed Alharbi, Deepak Menon , Carolina Barnett, Hans Katzberg, Mathew Sermer, Vera Bril RESUMO

[3] Julien Penvern. Miastenia gravis e gravidez: 9 casos. Sciences du Vivant [q-bio]. 2007. ffhal-01732474

[4] Miastenia autoimune e gravidez: evolução clínica, parto e pós-parto C. Ramirez1 , J. de Seze1 , O. Delrieu1 , T. Stojkovic1 , S. Delalande1 , F. Fourrier2 , D. Leys1 , L. Defebvre1 , A. Destée1 , P. Vermersch1 1 Clínica Neurológica. 2 Unidade Multidisciplinar de Cuidados Intensivos, Hospital R. Salengro, CHRU, Lille.

[5]Epilepsia e miastenia: relato de um caso. M. Grira, S. Benammou, T. Lamouchi, M.S. Harzallah, L. Benslamia, RevNeurol (Paris) 2004; 160: 1, 93-95

[6] Myasthenia Gravis and Epilepsy PAUL F. A. HOEFER, M.D.; HENRY ARANOW Jr, M.D., and LEWIS P. ROWLAND, M.D., New York

[7] RODRIGUEZ M, GOMEZ MR, HOWARD FM JR, TAYLOR WF. (1983). Miastenia gravis em crianças: acompanhamento a longo prazo. Ann Neurol, 13: 504-510.

[8] BADURSKA B, RYNIEWICZ B, KOWALSKI J. (1991). Crises epilépticas em crianças com miastenia gravis. Neurol Neurochir Pol, 25: 326-31.

[9] PETERSON H. (1966). Associação da terapia com trimetadiona e miastenia gravis. N Engl J Med, 274: 566-567.

[10] Protocolo Nacional de Diagnóstico e de Cuidados (PNDS) Miastenia autoimune Texto do PNDS Centro de referências de patologia neuromuscular Paris Est julho de 2015

[11] Vincent A, Palace J, Hilton-Jones D. Myasthenia gravis. Lancet 2001;357:2122-8.

[12] Como reconhecer e tratar uma exacerbação miasténica inaugural grave? B. Clair Service de réanimation médicale, Hôpital Raymond-Poincaré, 104, boulevard Raymond-Poincaré, 92380 Garches, França

[13] Traitement de la myasthe'nie auto-immune Treatment of autoimmunemyasthenia I. Pe'nisson-Besnier De'partement de neurologie, centre de re'fe'rence des maladies neuromusculaires, CHU d'Angers, 4, rue Larrey, 49933 Angers cedex 09, França

[14] Ao inibirem reversivelmente a hidrólise enzimática da ACh na fenda sináptica, os agentes anticolinesterásicos prolongam a ação do neurotransmissor, aumentando assim o número de interacções com os AChR remanescentes.

[15] MYASTHENIA Myasthenia Gravis A. EL MIDAOUI, O. MESSOUAK, MF. BELAHSEN Departamento de Neurologia, CHU Hassan II, Fès, MARROCOS

[16] vidal.fr/medicaments/intratect-50-g-l-sol-p-perf-ait-225368.html#indesirable-effects

[17]Jornal Médico Suíço - www.revmed.ch - 9 de maio de 2007

18. Mekrani S, Brignol TN, Autoimmune myasthenia 10/ 2006. ISSN : 1769-1850.

19. Cambier J, Masson M et al. Abrèges neurologie 13th edition, ISBN: 978-2-294-71451-1. 2012. 509-516.

20. Ameri A, Timsit S, Guide pratique neurologie clinique. ISSN : 1248-5470.1997.162-172.

21. Oosterhuis.H, Myasthenia gravis. Edimburgo: Churchill Linvingstone, 1984

22. Mollaret P, Bastin R, Goulon M et al. Tratamento por traqueostomia e Respiração artificial na insuficiência respiratória aguda. In: Rapport au congrès français de médecine. Paris: Masson, 1959.

23. Simpson JA, Myasthenia gravis as an autoimmune disease: clinical aspects. Ann N Y Acad Sci 1966; 135: 506-516.

24. Engel AG, Santa T, Análise histométrica da ultra-estrutura do sistema neuro junção muscular na miastenia gravis e na síndrome miasténica. Ann N Y Acad Sci 1971 ; 183 : 46-63.

25. Fambrough D, Drachman D, Satyamurti S, Junção neuromuscular em miastenia gravis: diminuição de Ach-R. Ciência 1973; 182: 293-295.

26. Albuquerque EX, Rash JE et al. Um estudo eletrofisiológico e morfológico

estudo da junção neuromuscular em pacientes com MG. Exp Neurol 1976; 51: 536-563.

27. Lindstrom J, An assay for antibodies to human acetylcholine recetor in serum from patients with myasthenia gravis. Clin Immunol Immunopathol1977; 7: 36-43.

28. Carr AS, Cardwell CR, McCarron PO, McConville J, A systematic review of estudos epidemiológicos de base populacional na Miastenia Gravis. BMC Neurol 2010;10:46.

29. Protocolo Nacional de Diagnóstico e de Cuidados (PNDS), Miastenia autoimune, Centro de Referências de Patologia Neuromuscular Paris Est, julho de 2015.

30. Meriggioli MN, Sanders DB, Autoimmune myasthenia gravis: emerging clinical and biological heterogeneity. Lancet Neurol. 2009; 8 (5): 475-490.
31. Juel VC, Massey JM. Myasthenia gravis. Orphanet J Rare Dis, 2007; 2.

32. Hyung SL, Hye SL et cal. The Epidemiology of Myasthenia Gravis in Korea, Departamentos de Neurologia e Bioestatística, Faculdade de Medicina da Universidade de Yonsei, Seul, Coreia, Yonsei Med J 2016 Mar;57(2):419-425.

33. Masson C, Lecorre F, Boukriche Y. Le récepteur périphérique de l'acétylcholine : physiologie, physiopathologie appliquée aux maladies neuromusculaires et à la curarisation. Reanimação. 2001 ; 10 (4) : 360-367.

34. JF Camps, D Eugéne et al. Neurosciences : tout le cours en fiches, 2013, EAN 978-2-10-058504-5, 88-109.

35. Lammens S, Hounfodji P, Krejci E, Plaud B. Physiology of the motor plate. In: Elsevier Editions. Congrès national d'anesthésie et de réanimation 2007.325-340.

36. Aurelie C. Avaliar as necessidades dos doentes com miastenia, nomeadamente do ponto de vista do farmacêutico. Ciências Farmacêuticas. 2013. <dumas-00840104>. http://dumas.ccsd.cnrs.fr/dumas-00840104.

37. Juel VC, Massey JM, Myasthenia gravis. Orphanet J Rare Dis, 2007; 2

38. Meriggioli MN, Sanders DB. Autoimmune myasthenia gravis: emerging clinical and biological heterogeneity. Lancet Neurol. 2009 ; 8 (5) : 475-490.

39. Mekrani S, Brignol TN. Autoimmune myasthenia, Savoir et comprendre. AFM. 2006.

40 Herson S, Tranchant C. Miastenia adquirida. Encyclopédie Orphanet Grand Public. 2009. www.orpha.net/data/patho/Pub/fr/MyasthenieAcquise- FRfrPub667v01.pdf consultado online em 14/06/2012.

41. Goldenberg WD, Shah AK. Myasthenia Gravis. Medscapereference. http://emedicine.medscape.com/article/1171206-overview#showall último acesso em 10/03/2013.

42. H Déchy, B Wechsler, P Hausfater et al, Atteintes neurologiques au cours des maladies systémiques 72-77.

43. ChaupLannaz G, Vial C, Eletrodiagnóstico das doenças das junções. neuromuscular, rev.Neural, 2000, 156 :76-81.

44. Morel E, Raimond F, Goulon-Goëau C, Berrih S et al. Assay of anti-acetylcholine recetor antibodies in myasthenia. Presse Méd 1982; 11: 1849- 1854.

45. Berrih-Aknin S, Morel E, Raimond F et al. The role of the thymus in myasthenia gravis. Estudos imunohistológicos e imunológicos em 115 casos. AnnN Y Acad Sci 1987; 505: 50-70.

46. Goulon-Goëau C. Contribution personnelle au dosage des anticrécepteurs de l'acétylcholine dans la myasthénie et étude de leur corrélation avec l'évolution clinique. [tese], Paris, 1982.

47. Vincent A, Newsom-Davis J. Acetylcholine recetor antibody as a diagnostic test for myasthenia gravis. J NeurolNeurosurgPsychiatry 1985; 48: 1246-1252.

48. Drachman DB. Myasthenia gravis. NEnglJMed1994;330: 1797-1810.

49. David C, Paul M, François des gands champs, guide de 1ers ordonnances, dezembro de 2010, 356-360.

50 Gold R, Hohlfeld R, Toyka KV. Progressos no tratamento da miastenia gravis. Ther Adv Neurol Disord. 2008; 1 (2): 36-51.

51. Jani-Acsadi A, Lisak RP. Crise miasténica: Directrizes para a prevenção e tratamento. J Neurol Sci. 2007; 261 (1-2): 127-133.

52. Chaudhuri A, Behan PO. Myasthenic crisis. Q J Med. 2009; 102:97-107.

53. Newsom-Davis J, Beeson D, Myasthenia gravis and myasthenic syndrome: desordens auto-imunes e genéticas. In: G. Karpati, D. hilton-Jones, RC.Griggs, disorders of volentary muscles, Cambridge, cambridge university press, 2001: 600-677.

54. Bever CT, Aquino A, Penn AS, Lovelace RE, Rowland LP. Prognosis of ocular myasthenia. Ann Neurol 1983; 14: 516-519.

55. Mosman S, Vincent A, Newson-Davis J. Miastenia gravis sem anticorpo recetor de acetilcolina: uma entidade de doença distinta. Lancet 1986; 1: 116-119.

56. Willcox N, Schluep M, Ritter MA, Newsom-Davis J. The thymus in seronegative myasthenia gravis patients. J Neurol 1991; 238: 256-261.

57. SD Weatherbee, KV Anderson, LA Niswander, LDL-recetor-related protein 4 is crucial for formation of the neuromuscular junction, Development 133 (2006) 4993-5000.

58. N Kim, AL Stiegler, TO Cameron, PT Hallock, AM Gomez et al. Lrp4 é um

recetor para Agrin e forma um complexo com MuSK, Cell 135 (2008) 334-342.

59. B Zhang, S Luo, Q Wang, et al, LRP4 serve como um coreceptor de agrin, Neuron 60 (2008) 285-297.

60. O Higuchi, J Hamuro, M Motomura, Y Yamanashi, Autoanticorpos para a proteína 4 relacionada com o recetor de lipoproteína de baixa densidade na miastenia gravis, Ann. Neurol. 69 (2011) 418-422.

61. A Pevzner, B Schoser, K Peters, NC Cosma et al, Anti-LRP4 autoantibodies in AChR- and MuSK-antibody-negative myasthenia gravis, J. Neurol. 259 (2012) 427- 435.

62. David C, Paul M, François des gands champs, guide de 1ers ordonnances, dezembro de 2010, 356-360.

63. Avanços na miastenia autoimune junho 2016, escrito por: myoinfo
Serviço de informação sobre as doenças neuromusculares, AFM-Téléthon, Evry.

64. Pénission-Besnier I. Tratamento da miastenia autoimune. Revisão neurológico. 2010 ; 166 : 400-405.

65. Dorosz P. Guide pratique des médicaments Dorosz 2010. 29ª ed.: Maloine; 2009.

66. Goulon-Goeau C et Gajdos P. Myasthenia and myasthenic syndromes. Encycl Méd Chir (Editions Scientifiques et Médicales Elsevier SAS, Paris, todos os direitos reservados), Neurology, 17-172-B-10, 2002, 14 p.

67. Gilchrist JM. Myasthenia gravis. Atualização médica para psiquiatras. 1998; 3 (4):113-118.

68. ANSM. Repertório das especialidades farmacêuticas. http://agenceprd. ansm.sante.fr/php/ecodex/index.php , consultado pela última vez em dezembro de 2012.

69. Dicionário Vidal. 2011. ISBN: 978-2-85091-189-9.

70 Warmolts JR, Engel WK. Benefícios da prednisona em dias alternados em miastenia gravis. N Engl J Med 1972; 286: 17-20.

71. Delwaide PJ, Salmon J, van Cauwenberger H. Initial treatment trials de miastenia por azatioprina. Ata Neurol Belg1967; 67: 701-712.

72. Johns TR. Tratamento a longo prazo com corticosteróides da miastenia gravis. Ann N Y Acad Sci 1987; 505: 568-583.

73. Pascuzzi RM, Coslett HB, Johns TR. Tratamento a longo prazo com corticosteróides de miastenia gravis: relatório de 116 pacientes. Ann Neurol 1984; 15: 291-298.

74. Sanders DS, Howard JJ, Johns TR, CampaJF. Dose elevada de prednisona diária em no tratamento da miastenia gravis. In: Plasmapheresis and the immunobiology of myasthenia gravis. Boston: Houghton, Mifflin Pubfishers, 1979: 289-306.

75. Sghirlanzoni A, Peluchetti D, Mantegazza R, Fiacchino F, Cornelio F. Myasthenia gravis: prolonged treatment with steroids. Neurology 1984; 34: 170-174.

76. Turner C. A Review of myasthenia gravis: Pathogenesis, clinical features and treatment. Currentanaesthesia and critical care. 2007; 18 (1):15-23.

77. Interacções medicamentosas. Compreender e decidir. La Revue Prescrire. 2011; 31 (338) Suppl.

78. Garcia-Carrasco M, Escarcega RO et al. Opções terapêuticas na doença autoimune miastenia gravis. AutoimmunRev. 2007; 6:373-378.

79. Goulon M, Gadjos PH, Estournet B. Treatment of myasthenia by plasma exchange and immunosuppressants. In: Hémoperfusion. Échanges plasmatiques en réanimation. Paris: Expansion Scientifique Française, 1981: 325-338.

80. Olarte MR, Schoenfeldt RS, Penn AS, Lovelace RE, Rowland LP. Effects of plasmaferese na miastenia gravis 1978- 1980. Ann N Y Acad Sci 1981 ; 377 :725-728.

81 Masson et al, 2001.

82 Camps et al, 2013

83 Nazinigouba et al, 2011

84 Svahn et al, 2018

85.Krieff, 2014

86. Benchekroun, 2016

87 Juel e Massey, 2007.

88 Gajdos, 2005.

89 Chenevier et al, 2011.

90.Mantegazza et al. 2018.

91.Koneczny e Herbst, 2019.

92. Eymard, 2009.

93 Thanvi e Lo TCN, 2004.

94 Gilhus et al, 2016

95 Catar et al, 2017

96 Bensafi et al, 2015

97 Niks et al, 2008

98. Rivner et al., 2018

99. Morren e Li, 2018

100 Berrih-Aknin e Le Panse, 2014

101.Koneczny e Herbst, 2019).

102 Pevzner et al. 2012

103 Yan et al, 2018

104 Higuchi et al. 2011

105. Wirtz PW, Nijnuis MG, Sotodeh M et al. A epidemiologia da miastenia gravis, da síndrome miasténica de Lambert-Eaton e dos seus tumores associados na parte norte da província da Holanda do Sul. J Neurol 2003; 250: 698-701.

106 Oosterhuis H.J.G.H, Myasthenia gravis, Groningen neurological press 1997, p252.

107 Vincent et al, 2008

108 Leite et al. 2008

109 Le Pance et al, 2008

110 Berrih-Aknin e Le Pance, 2014).

111 Leite et al. 2005

112 Scarpino et al. 2007

113 Le Panse R, Cizeron-Clairac G et al. Regulatory and pathogenic mechanisms in human autoimmune myasthenia gravis. Ann N YAcadSci. 2008; 1132: 135-142.

114 El Midaoui et al. 2010

115 Miyazawa et al, 2003

116 Sudhof, 1999

117 Lammens et al. 2007

118. Benchekroun, 2016

119. Conferência de Consenso dos NIH. A utilidade da plasmaférese terapêutica para doenças neurológicas. JAMA 1986; 256: 1333-1337.

120 Arsura E, Brunner NG, Namba T, Grob D. Prednisolona metil intravenosa em dose elevada na miastenia gravis. Arch Neurol 1985; 42: 1149-1153.

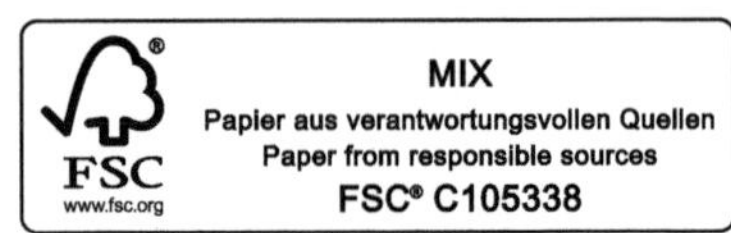

Printed by Books on Demand GmbH, Norderstedt / Germany